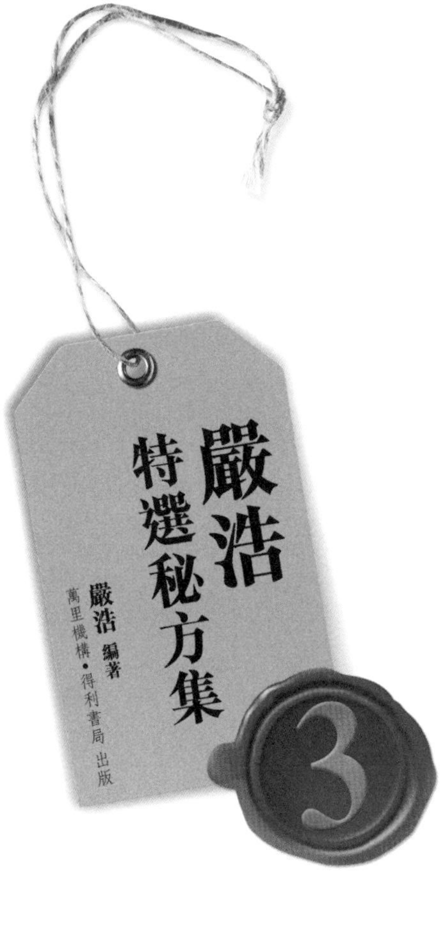
巖浩
特選秘方集
巖浩 編著
萬里機構・得利書局 出版
3

自序

最近十年我聽見一種理論，說中藥不如從前有效了，原因：土壤、水、環境都不一樣了，所以種出來的植物也變了質。我一直都覺得這個說法很有道理，大環境污染了，從土裏跑出來的東西還會是一樣嗎？這幾年我開始注意養生，在《蘋果》和《爽報》提供的平台上每天和上百萬的讀者交流經驗，我發現「中藥不如從前有效」的原因除了大環境的污染，更重要的，是人們肚皮中所受到的飲食污染，是人類有歷史以來最嚴重的，同時人們對飲食的放縱，是已經把醉生夢死視為常態。我在專欄中介紹的食療都是經過實戰考驗的，有些食療要求嚴格的戒口，比如癌症和濕疹，癌症必須戒肉。濕疹其實比癌症更需要戒口，而且覆蓋的食物種類更多。兩者都需要有規律的起居休息，但我還是收到一封又一封的來信，問不戒口可不可以？吃宵夜可不可以？不吃肉喝肉湯可不可以？

這裡有一個比喻，有一個人一天到晚、一年四季都喊冷，中、西醫看了個遍，甚麼藥都治不好，原來他坐在一個冰山上。這也可以解釋，為甚麼中、西醫可以為病人做的事其實不多。想一想，一個人一年可以看幾次醫生？同時，一個人每天吃進去不應該吃的食物可以有幾次？不先離開冰山而想身體暖和起來，有可能嗎？

百分之九十的病會自己好起來！吃對了，身體就好了，調整飲食是健康的開始，是一切養生的開始，也是我們分享經驗的內容。

目錄

自序 2

第一章 何方頑疾 濕疹皮膚炎 6

8 濕疹泡洗方
10 濕疹內服藥
12 嬰兒和幼童濕疹
14 老幼都吃亞麻籽
16 怎樣吃亞麻籽
18 米醋浸手療法
20 非常重要的線索
22 葡萄乾水治濕疹
24 媽媽們讚葡萄乾水
26 寶寶濕疹的食療
28 邵太的經驗
30 葡萄乾戰勝濕疹

第二章 外服內用 專治牛皮癬 32

34 阿士匹靈治牛皮癬
36 黑靈芝黑豆治牛皮癬
38 治好了牛皮癬（上）
40 治好了牛皮癬（下）
42 阿士匹靈敏感症（上）
44 阿士匹靈敏感症（下）
46 牛皮癬良方實戰錄（上）
48 牛皮癬良方實戰錄（下）

第三章 鳥槍打虎 糖尿不再甜 50

52 鳥槍豈能打老虎（上）
54 鳥槍豈能打老虎（下）
56 鳥槍戰糖尿實錄（上）
58 鳥槍戰糖尿實錄（中）
60 鳥槍戰糖尿實錄（下）
62 鳥槍戰糖尿結果
64 元旦日，報喜日
66 治糖尿引致爛腿症
68 純正蜜糖治爛腿
70 蜜糖治爛腿的來源
72 「醫院不能讓我們做」
74 沒有辦法控制
76 和細菌賽跑
78 「蜜糖治爛腿」讀後感
80 「蜜糖治爛腿」讀後感（續）
82 蜂膠治爛腿
84 叫人傷感的手術
86 「少見的惡菌」
88 民生沒有人爭取
90 香港醫院的制度
92 食肉菌ＰＫ了蜜糖嗎？
94 「他往天堂去了」
96 《半畝田》的老朋友
98 上帝如果會哭

100 第四章 淫為惡首 幸勿太痴纏

102 手淫的影響 104 意淫、手淫、男女交 106 意淫後遺症 108 網上調情調出火
110 這是甚麼後遺症？ 112 手淫太凶後遺症 114 陰陽平衡要「到位」(上)
116 陰陽平衡要「到位」(下) 118 腦袋是長在上面的 120 事後清潔洗出病
122 過度手淫怎麼辦 124 你的配額已經滿了 126 三十歲就開始陽痿(上)
128 三十歲就開始陽痿(下) 130 計劃要生小孩(上) 132 計劃要生小孩(中)
134 計劃要生小孩(下)

136 第五章 病向淺醫 勿讓「傷」「感」延

138 熱鹹檸檬茶治感冒 140 感冒的故事(一) 142 感冒的故事(二) 144 感冒的故事(三)
146 感冒的故事(四) 148 春天感冒四豆飲 150 咖啡治感冒實戰 152 咖啡再戰感冒錄
154 咖啡不能治的感冒 156 雪梨蒜頭治咳嗽 158 遺傳性鼻敏感之戰(一)
160 遺傳性鼻敏感之戰(二) 162 遺傳性鼻敏感之戰(三) 164 遺傳性鼻敏感之戰(四)
166 遺傳性鼻敏感之戰(五) 168 遺傳性鼻敏感之戰(完) 170 再談遺傳性鼻敏感之戰

172 第六章 萬里情牽 齊耕一畝田

174 治失眠，古方報捷 176 治失眠古方 178 鹽治牙周病 180 牙周病讀者來信
182 牙周病的藥 184 笑得牙也不痛了 186 固齒神方 188 少年禿頭
190 桑寄生圓肉治經痛(上) 192 桑寄生圓肉治經痛(中) 194 桑寄生圓肉治經痛(下)

196 藥食小錦囊

第一章

何方頑疾 濕疹皮膚炎

什麼時候應該只吃亞麻籽油？

什麼時候應該吃布緯食療？

皮膚病、癌症、很多慢性病，都是免疫系統出了問題，中醫、西醫都無法治免疫系統的病，而布緯食療是從根本上改進身體中的免疫系統，所以，如果要兩者選其一的時候，選布緯食療。

癌症病人一定要服用布緯食療。

癌症病人必須戒口。

如果有頑固的濕疹，必須地獄式戒口。

濕疹泡洗方

朋友的孩子出生不久就患濕疹，追究原因，孩子的父母沒有濕疹，但孩子的媽媽在懷孩子的時候愛吃垃圾食品，這可能是原因。

現在孩子已經要考大學了，還是一身濕疹，手藏在袖子裏，不敢讓同學看見手臂上的濕疹，吃了多少年中藥也沒有用。武當山的馬師傅找來了一個泡洗方，兩個月以後，這孩子的濕疹已經看不見了。

濕疹用以下藥方：苦參五十克，百部三十克，白鮮皮三十克，雄黃五至十克。用一千五百毫升水，大火煲滾，轉小火，共煲半小時。藥水泡洗患處，一天三次，泡兩個月。一劑藥水可以用兩天，共六次，這個藥方把一個患了濕疹十多年的患者治好了。

用之前大火滾一下消毒，等到不燙手便可用。雄黃有毒，可能要去大陸買。不要問我在那裏買，我也不知道也！去藥材店問一下，不要把硫磺當雄黃，是兩樣不同的東西。我們要的是雄黃。

這裏說的濕疹，是指皮膚上一片紅色那種，不是黃水泡、長在手指關節上、或者在腳底俗稱腳氣那種。很多嬰兒也有濕疹，請母親們請教一下中醫，是否適合嬰兒的皮膚。希望這個泡洗方有用，用後請分享經驗，繼續利益其他的需要者，很多人患濕疹，但有效的藥極少，這個藥方把一個患了濕疹十多年的患者治好了，之前，中醫西醫，他吃了不少的藥都無效。

千萬不要用類固醇。外用類固醇要有條件，第一：患處不可以有傷口，以防類固醇進入血管。第二：患處不可連成一片。濕疹患處已經潰爛，也連成一片，不符合用的條件。注射、口服類固醇更加不可，治標不治本，對身體造成嚴重傷害。

濕疹內服藥

我問皮膚科的專家，濕疹怎麼治？專家搖手說：「西醫對屬於免疫系統的病沒有辦法，只好打類固醇，打到後來，都變了肥仔……」他板著手指數：「濕疹、紅斑狼瘡、帶狀皰疹、牛皮癬……」

他無奈地數了好幾個。類固醇不能治本，只能治表，連續打類固醇，患者身體還會變形。外用類固醇要有條件，第一：患處不可以有傷口，以防類固醇進入血管。第二：患處不可連成一片。濕疹患處已經潰爛，也連成一片，不符合用的條件。注射、口服類固醇更加不可，對身體造成嚴重傷害。

每年秋冬之間和春夏之間都是濕疹的爆發期，我昨天已經介紹過一個濕疹泡洗方，今天，天師伍啟天也推介了一個針對濕疹的內服良方。

海風藤、天仙藤、鈎藤、青風藤、夜交藤各十二克，丹皮、地骨皮、桑白皮、海桐皮各十五克，白鮮皮三十克，蟬蜕十克，烏梢蛇粉六克（另吞）。水煎服。服三劑後如果見效，請中醫跟進，按以上方加減藥量，再服用六、七劑。若無天仙藤及青風藤，用忍冬藤十五克，甘草十二克代。清水六碗煎為二碗，再用藥渣加四碗水煎為一碗，兩次煲的湯藥混在一處，勻分成三次服。

天師推介的叫五皮五藤飲，是皮科專家趙炳南老中醫的名方，郭召利大夫在這個基礎上，把他用這個方十幾年的經驗在《中華現代中醫學雜誌》上發表，這個方還可以治其他的皮膚頑症。

嬰兒和幼童濕疹

不能夠回答每一位讀者的來信，有的是因為實在沒有時間，有的是問題太專業，我又不是醫生，實在不懂……

雖然有這些藉口，我潛意識中還是很不愉快，總是希望能找到一大堆偏方，適合所有的病患。其中，最令人心酸的是孩子和BB的病，為甚麼有那麼多醫生，卻不能夠幫到孩子們？以下的一封讀者來信，把我看得又難過，又憤怒：

問：「本人的孩子出生不久就患皮膚病，西醫說他患濕疹。現在孩子已經兩歲，他的手和腳長不大、全身的皮膚非常乾旱及有很多淋巴。他病發時全身發熱非常燙，但一陣子後手腳冰凍、全身非常痕癢，他看了很多中醫都說他患濕疹，吃了年半中藥也沒有用。現在他晚上病發的次數非常密、不能入睡、非常辛苦。請問怎樣治療及減輕他的痕癢。」

答：「您的孩子身體內有炎症，引起免疫系統的毛病，你在懷孕前後有沒有用類固醇？你的先生之前有沒有？……」

我沒有問醫生有沒有為孩子打類固醇，因為類固醇有毒性。我不相信一個受過正規訓練的醫生會替孩子打類固醇，所以我跳過這一個細節，繼續回信：「讓孩子每天吃十五到二十克的亞麻籽粉，混在飯、湯中，也可以去找冷榨亞麻籽油，每天也一樣混在飯裏讓孩子吃，每天一湯匙。亞麻籽有通大便的效果，如果孩子有瀉肚，就適當減少。請您一定要緊密觀察孩子的身體反應，根據他的情況加減分量。千萬不要一次吃太多，要長期吃下去……」

老幼都吃亞麻籽

有濕疹，最重要是加強免疫系統，西醫無法治皮膚病，因為沒有西藥可以做到這一點。自然界中，亞麻籽是所知的最有效加強免疫系統的天然食物。

我在《爽報》寫過：「Kidney International（《國際腎臟期刊》）一九九五年的一份研究報告，英國學者讓紅斑狼瘡病患連續四週每天服用十五至四十五克亞麻籽，發現腎臟功能明顯的改善了，血中的毒素緩緩地被排出體外。這個發現，說明亞麻籽可以用來改善治療免疫系統發炎引起病，比如紅斑狼瘡、乾癬、一般的過敏反應、潰瘍性結腸炎、類風濕性關節炎、牛皮癬、濕疹、糖尿病等，與含有omega-3的魚油合用效果更好。」

亞麻籽有多種吃法，而且根據資料，吃多了也無害，頂多拉肚子。

亞麻籽有多種吃法，而且根據西方網站上的資料，吃多了也無害。吃多了頂多拉肚子。但是，還是要小心，一切要在醫生的監護下進行。一般來說，每一百磅的身體重量每天需要一千毫克亞麻籽油，就是一克，大約十五毫升，一湯匙的油大概有一克十五毫升。

如果平時已經在吃omega-3（奧米加3）高含量的食物，比如魚油、核桃油，亞麻籽油可以少吃點。每一百克的亞麻籽可出三十克油，亞麻籽和亞麻籽粉是同等重量。亞麻籽和亞麻籽粉比較便宜，效果一樣好。

怎樣吃亞麻籽

服食亞麻籽油的同時，應該去看中醫。中藥和亞麻籽油沒有抵觸，每天早上吃十穀米的時候，把亞麻籽油混在飯裏（或者十穀米糊仔）吃。

亞麻籽是終身都要吃的食品，對於免疫系統來講，任何藥物只能暫時有效，只有亞麻籽可以改進免疫系統，而要皮膚好必須吃含維生素B群的食物。粗糧中，比如十穀米，含有極其豐富的維生素B群。所以，十穀米也是終身要吃的食物。

首先說嬰兒怎麼吃亞麻籽。如果媽媽在餵奶中，媽媽吃的亞麻籽油會經過奶水進入孩子的身體，餵奶中的媽媽每天吃一湯匙到一湯匙半的亞麻籽油，等於一千至千五毫克。

超過一百磅，比如一百五十磅，便是一湯匙半。

已經斷奶的BB和幼童，二十磅到三十磅間，每天吃四分一至半茶匙（teaspoon）的亞麻籽油，可以混在十穀米糊糊或者米水中吃。那位澳洲媽媽把果茸混在米糊中讓BB吃，是個好辦法。

兒童三十至五十磅，一茶匙；五十至七十五磅，二茶匙；七十五至一百磅，一湯匙；少年及成人超過一百磅，如此類推。比如一百五十磅，便是一湯匙半。

不吃人奶、吃奶粉的BB，媽媽要請教醫生怎麼讓BB吃亞麻籽油。如果您知道，請寫信來和大家分享。如果吃亞麻籽油過多會瀉肚，從前，人們只知道亞麻籽是便秘的人吃的。

亞麻籽還可以治癡肥和乾眼症。

米醋浸手療法

「本人的皮膚向來局部地方都會有濕疹，從二〇一〇年九月開始十指皮膚更加會裂開，隨而擴散到全個手掌（掌心位的皮膚變深色），情況就像洋葱一層一層脫落……」

「平常洗澡、洗頭……等等都要帶手套，嚴重影響到日常生活。西醫斷症為主婦手，屬於濕疹範疇，需要用過敏藥和類固醇藥膏治療。而中醫斷症為免疫系統失調，因為細胞過度興奮，所以要用藥物控制，相繼吃了中西藥一年多都無效。後來連續服用亞麻籽油幾瓶，身體其他部位的皮膚都好轉，唯獨兩掌病況非常反覆，有時會變得更嚴重。後再經朋友推介用嚴浩先生的『油拔法』，發覺身體有改善，所以去書店購買《嚴浩特選秘方》第一、二集。」

十穀米、冷榨亞麻籽油、油拔法，再加米醋浸手，控制了病情。

「二〇一一年十月五日開始做油拔法，當時口腔有痱滋（口腔潰瘍），但用此法三日後痊癒。」

「二〇一一年十一月二十日開始食『怪物飯』，但吃了兩星期後發覺效果不太理想，之後轉吃嚴浩先生推介的十穀米，同時有位中醫介紹用米醋浸手，雙管齊下後兩星期有所改善，只是偶爾有輕微反覆。但有另一新發現，本人的腳趾頭及附近的皮膚一向都是厚皮，並且會龜裂，但吃了十穀米後情況大有改善，而且直到現在口腔再沒有生過痱滋。但以往本人經常生痱滋，最嚴重一次試過生七粒，吃什麼都沒有味道。梁小姐合十」

十穀米、冷榨亞麻籽油、油拔法，從根本上改進了身體免疫系統，再加米醋浸手，控制了病情。謝謝梁小姐的分享！

非常重要的線索

我説過很多次，《半畝田》的另外一半是由讀者耕耘，因為有了讀者的參與和分享，《半畝田》中的養生、治病經驗都是第一手的，是無比珍貴的。讀者蝴蝶小姐的來信，帶出來了一個非常重要的線索。

蝴蝶小姐的來信：「我姪女的孩子現在兩歲，從小就有濕疹，也就是孩子一感覺熱，就毛躁發勁狠哭，馬上全身都是濕疹，穿多一點衣服，蓋厚一點被子都會起濕疹，夏天開空調都不能蓋薄被，只能蓋一條毛巾。有濕疹的時候滿臉滿頭都是，蠻嚇人的。後來家人在電視一個健康節目上看到專家説，用一包金銀花藤煮水三次，三次的藥湯混一起，裝盆裏給孩子泡洗就可以消除，於是家人就去藥店買金銀花藤（一紮金銀花藤），不過不好買，好多藥房沒有……」

嚴浩按：金銀花的花、莖、葉、及根莖的功能皆同，金銀花就可以。

蝴蝶：「每次孩子出現濕疹的時候，孩子的媽媽和外婆就給孩子煮金銀花藤水泡洗，洗完後，濕疹馬上就下去好多，短時間內濕疹全部消失，沒給孩子吃過任何藥。今年在百度網上查，有人說葡萄乾溫補肝腎，對小孩濕疹也有療效，據說喝葡萄乾水比金銀花都有用，前段時間就煮葡萄乾水給孩子喝，孩子至今沒再發濕疹……」

喝葡萄乾水？蝴蝶小姐，您提供了一個非常重要的線索！非常感謝您！

葡萄乾水治濕疹

讀者妙卡的孩子三歲，「從小就有濕疹，容易飽，能吃但不吸收，不愛喝水，中醫說脾虛氣虛。大便每天有，但硬。冬天吃水果容易咳嗽，半夜咳嗽或早上咳嗽。睡覺時有鼻鼾聲，常用嘴巴呼吸，經常有大鼻屎……」

服用了葡萄乾水後，「非常感激這個簡單實用的食療，在吃的第二至四天過程中，孩子的手腕和手臂上的濕疹發得厲害，但是知道是排毒的反應，堅持下去。我由每天十粒，十五粒，早晚各十五粒慢慢增加，到現在剛好吃了兩個星期。雖然發的那幾天半夜要為孩子搔癢半小時，但是總體來說，孩子在睡前要媽媽搔癢的情況減少，讓我這個媽媽可以早些安心上床。這個聖誕吃少量的零食也可以接受，多了社交生活，母子都開朗了。我去公園前，把葡萄乾放進保溫瓶，半小時後，發現水很甜，葡萄乾泡得漲漲的，容易消化，不知道泡水時間長會否影響營養效果？」

本來葡萄乾水的做法：三克葡萄乾，大約三十粒，加水煮開，小火五分鐘，放溫後，給寶寶空腹喝水，把葡萄乾磨碎給寶寶吃。葡萄乾就是在超市中買到的葡萄乾。

妙卡來信説，她的方法，是每天早晚十五粒，加起來一天就是三十粒，這樣吃，是為了孩子容易吸收消化。她説，她試過用煮五分鐘的方法，發現葡萄還是有點硬，所以改成用水泡十五至三十分鐘，讓葡萄乾完全軟化。這是個好方法，只要把水都喝下，是可以的。

媽媽們讚葡萄乾水

葡萄乾水治濕疹，是一位叫「蝴蝶」的讀者特意為大家推薦的，原先她是看見她的姪女「嫣然」用葡萄乾水為孩子治好了濕疹。我請她也讓嫣然介紹一下經驗，以下是她們的對答。

嫣然：葡萄乾水我是用手抓一把，用水泡泡，渣渣淘掉。煮奶的鍋，大半鍋水。每次我大概煮一個小時，水開了就用小火，熬一個小時，然後用勺子壓爛，這樣再小的小朋友都可以喝水吃果肉了。如果當水喝，也不一定是每天必須喝幾次，如果嚴重就多喝幾次。

蝴蝶：沒出濕疹前就給她喝的？

濕疹就是脾濕，絕非是一些媽媽認為的，是潮濕引起來的疹子。

媽然：因為開始不知道，是出了才喝的。我看有些媽媽說，喝了後有些寶寶的濕疹會突然爆發，但是要堅持喝，堅持喝濕疹就平下去了。容易起濕疹的寶寶可以在沒事的時候煮來隨時喝……（嚴浩按：不要多過每天三十粒）。

媽然：我家孩子就是不能熱到了，去年我們給她穿那麼少，因為給她穿多了她就起濕疹，臉上全是。冬天吹暖氣，她也要起濕疹，臉上、耳根後面都是，起了眼睛都是腫的。夏天那麼熱，她都不會起這些疹子，就只是冬天要起，一穿多了，身體熱到就起，還癢癢，身上不多，一點點。

媽媽們分享經驗：濕疹就是脾濕，絕非是一些媽媽認為的，是潮濕引起來的疹子。甚至有些媽媽還不敢給BB洗澡，怕濕疹嚴重。所以一切外用藥都是浮雲（治標不治本），尤其是含有激素的藥更是禍國殃民。

「小兒九個月開始，我就設計以下粥/飯給小兒，……當中有參照嚴先生有關濕疹的食療……」

寶寶濕疹的食療

讀者邵太有極其寶貴的經驗：

「小兒到本月十二月剛滿一歲，自出生以來為了濕疹看過無數著名中西醫，花費過萬，西醫只教保濕及用類固醇，中醫就一味排毒。小兒自小腸胃差，出生十日曾因瀉肚子太厲害要入醫院吊鹽水，即使吃了九個月人奶仍然不好。七、八個月大時，便便仍是水及泥狀，而且非常臭（一般嬰兒四至五個月便便已成形）。中藥令他一日屙四至五次，但到了二個月大濕疹也從沒有好轉。後來有一位中醫教授認為小兒是脾虛，病徵是便便爛、多流口水、舌苔白，令皮膚出疹。小兒九個月開始，我就設計以下粥/飯給小兒，主要針對其脾胃及肚瀉問題，當中有參照嚴先生有關濕疹的食療，曾以此餐單問教授的意見，她說可以。」

星期一：紅蘿蔔＋粟米＋馬蹄＋淮山

星期二：熟薏米＋番薯/薯仔＋淮山

星期三：三文魚＋番茄

星期四：淮山＋芡實＋百合（後來加入太子參，但此材料未問教授）

星期五：蘋果＋陳皮＋南北杏＋淮山

星期六及日：扁豆＋赤小豆＋綠豆＋淮山

「以上餐單的注意事項：

一、淮山不論乾或新鮮均可，我自己選用鮮品，因怕硫磺，鮮品要越幼越好，無激素。教授說淮山可每天食用。

二、教授建議用熟薏米較生薏米好。

三、教授說綠豆只可用少量，因對ＢＢ太涼。」

亞麻籽要用低速攪拌機打成粉馬上吃，就不會氧化。絕對不可加熱。

邵太的經驗

邵太繼續為大家分享經驗，很感謝她：

「四、教授擔心三文魚致敏，但小兒已經不能吃蛋，所幸他食用至今沒有不良反應。一些朋友的BB吃番茄會敏感。

五、每日午餐加亞麻籽粉半茶匙，後因看嚴先生的專欄加至現時一茶匙。（用一湯匙會肚瀉）

六、益生菌：有研究指益生菌可減退敏感，所以每天早晚各一次沖奶食用。

七、OPC-3，根據嚴先生的專欄，最近一星期開始，早餐奶前食用OPC-3，但未知成效。」

「外塗：自小兒兩星期大便有濕疹以來，用過無數潤膚膏油，有最普通的冷霜、『肥油膏』以至AI，QV，DML Lotion、沐浴油、亞麻籽油、月見草油、魚肝油、百分百蘆薈等等一大堆都無效。但近日（十二月初）試了一種新出的潤膚膏Atopiclair（無類固醇成份），居然可以止痕癢，雖然皮膚同樣是乾乾的，用了近一個月，他身體的皮膚（除了臉上）開始平滑。但此潤膚膏很貴。」

「不知道好轉是因為上述食療的效果，還是所謂『一歲效應』，小兒十二月剛滿一歲，很多過來人朋友均說，一歲是濕疹寶寶的一個重要轉角，很多朋友的寶寶一歲後濕疹突然好轉，但我不敢怠慢。我丈夫小時候也有濕疹，現在有鼻敏感，其家族也有小朋友嚴重濕疹至青春期才好轉。邵太」

（注意：亞麻籽要用低速攪拌機打成粉馬上吃，就不會氧化。絕對不可加熱。）

葡萄乾戰勝濕疹

讀者李舟來信：「本人男，三十七歲，身體一向無大病痛，只有背痛等辦公室病。」

「自去年十一月開始上臂皮膚有粒粒隆起，而且痕癢，有生之年從沒有此問題。後來蔓延至下臂及身體其他地方，而且粗糙乾燥脫皮。最嚴重時皮膚表面浮腫、通紅、粗硬及嚴重脫皮，痕癢到根本不能安睡。西醫說是天氣轉變以致皮膚敏感。問為甚麼濕疹會突然出現，醫生解釋是身體抵抗力轉差。醫生當時給我潤膚膏塗在患處上，然而效果並不明顯，而且塗完後只是片刻止癢，皮膚很快便又乾又痕。及後情況更嚴重，患處呈浮腫及通紅；另一普通科西醫處方類固醇，叮囑不可塗太多。開始時浮腫有點好轉，但當停止後不久便又回

碰巧嚴先生當時正提供多種治療濕疹方法，本人先以最容易的方法嘗試。

復嚴重。之後轉看中醫，醫生建議不可用任何肥皂、沐浴露等洗澡，代之可用片糖溶到熱水中抹身。當然亦另有飲用中藥。此方法有減少痕癢及浮腫，然而兩星期下來效果並不明顯。碰巧嚴先生當時正在《蘋果日報》提供多種治療濕疹方法，本人先以最容易的方法嘗試。」

一、到超市買提子乾一盒（又叫葡萄乾），以及凡士林一瓶（如嚴先生指示無任何添加劑的Vaseline，放在賣BB潤膚貨品位置）二、煲中注入一杯水（約二百五十毫升至三百毫升），加三十粒提子乾，水滾後轉小火，再煲五分鐘關火，放至不燙，便飲下提子乾水，把提子乾吃掉。每日一杯。三、完全不用肥皂及沐浴露洗澡，但仍會用洗髮露洗頭，並盡量避免流到身上。（如果頭皮上也有濕疹，洗髮露也不可用。）四、洗澡時不可用太熱的水，覺得不冷便可以，如果怕冷便在浴室放暖爐。五、洗澡後要「印」乾身體而非「抹或擦」乾。六、之後在穿衣服前塗上凡士林，不要吝嗇，可塗厚一點。七、要穿著棉質鬆身長衫長褲。

第二章

外服內用 專治牛皮癬

阿士匹靈是很安全的藥，有止痛效果，近年不但發現它有緩解心臟病的效果，還發現它有治癌的效果。

「阿士匹靈十粒，用匙羹壓成粉，抗敏感牙膏一支……適量牙膏拌阿士匹靈粉塗抹患處……」

這樣，讀者T開始……讀者們推薦的療法，自己動手治牛皮癬。

蘇恩來信分享治牛皮癬的食療……麥先生用了以後，又加上自己的經驗……

牛皮癬很難治，我想有需要的人快點知道這個療法。

「效果奇佳。衷心感謝好友江先生、嚴浩先生及那位讀者(蘇恩)」

阿士匹靈治牛皮癬

讀者嘉嘉來信：「年前老公屁股突然長出粒粒，極度痕癢，晚上睡覺不停抓癢，抓出血水，且皮膚變深色及增厚。他不肯看醫生，所以我也不知是濕疹、是癬還是甚麼，試過用一般的止痕皮膚膏或濕疹膏之類，當然毫無作用。」

「直至看到貴專欄『半畝田』（刊載於《蘋果日報》）刊登一篇題目為『通便、腳痛、牛皮癬』的文章（收錄於《嚴浩特選秘方集》第二集），文中讀者陳先生介紹治療牛皮癬的偏方，『這是他的母親用過的：阿士匹靈十粒，用匙羹壓成粉，抗敏感牙膏一支，藥房有賣。用適量牙膏拌阿士匹靈粉塗抹患處，再用紗布包裹一天。第二天洗乾淨患處，再敷，重複三天。三天後，患處脫皮，變得幼滑。』」

「我先生試在患處塗搽兩晚，原本抓破流血的地方開始收乾，痕癢情況亦有所改善。塗藥三晚之後，停了兩天觀察情況，然後再連續塗搽兩次，前後只是五次，患處竟漸漸好轉不再痕癢，增厚的皮膚回軟和平伏，現在只留下一點深色的痕跡，而且再沒復發。多謝『半畝田』種出了善緣。」

但是，另一位同時有乳癌的讀者用了這個偏方沒有用。我介紹她用「半畝田」中介紹的「布緯食療」，好把免疫系統整個恢復過來。

黑靈芝黑豆治牛皮癬

讀者蘇恩來信，向大家分享一個治牛皮癬的食療，先聽他說案例：「……兩個真實的病例，第一位是男士，大概八十左右，患了牛皮癬已經二十多年，到處求醫，花掉很多錢，仍飽受痕癢之苦，精神更頹喪，整天躲在家裏，苦不堪言。」

「數月前，家鄉親友來信，請他用黑靈芝和黑豆兩種東西煲水飲，然後把渣煲水洗患處，經數月，已經止痕癢，身體也漸漸康復，現在他仍繼續飲黑靈芝黑豆水。」

「另一位是八十歲老太太，本來健壯，因病入院後，出來便患牛皮癬，已經一年，一直看專科醫生，但沒有進展，越生越多。當我從朋友處得知以上情況，馬上告訴她這民間療法，她飲了一個月以後就見效，手腳見效快，頭肉也不再粉紅。現在她仍然繼續飲和洗，我們真高興。」很感謝這位讀者，一念的善心可以幫很多人。

我把這療法請教天師伍啟天。他說，明顯這療法適合年老虛弱的老人家，靈芝解毒清熱，黑豆補。來信沒有食療的份量，天師建議，黑靈芝和黑豆各二兩，總共四兩，加水當湯煲，放進雪櫃中，是四天的量，每天早、晚喝一碗，要加熱，不能喝涼的。

另外天師推介了一條泡洗方，比用湯渣好，而且靈芝不便宜，在藥湯中多泡幾天比較好。蒲公英一錢，蛇床子、木鱉子（打碎）各三錢，荊芥一錢，煲水。以上份量適合患處約一個手掌大，如果全身都有，藥的份量加兩、三倍。趁熱洗，用藥渣擦患處，最少二十分鐘。戒口，不吃垃圾食品、煎炸、辣、海鮮、牛肉，早睡。

治好了牛皮癬（上）

讀者丁來信：「我頭皮的牛皮癬突然發作。除了很癢外，還有液體滲出，沾著頭髮，試過換許多洗頭水、中醫師以及戒口，但都沒有進展。你說過用蜜糖，昨晚開始試用。」

蜜糖治糖尿病爛腿有用，治皮膚外傷有用，但治牛皮癬卻沒有聽過，這是沒有對症下藥。

我回信：「讀者陳先生介紹治療牛皮癬的偏方，這是他自己的母親用過的：阿士匹靈十粒，用匙羹壓成粉，抗敏感牙膏一支，藥房有賣。用適量牙膏拌阿士匹靈粉塗抹患處，再用紗布包裹一天。第二天洗乾淨患處，再敷，重複三天，三天後，患處脫皮，（皮膚）變得幼滑。」

不久以後，讀者T又來信：「謝謝你在過年前給我Aspirin（阿士匹靈）加防敏牙膏偏方。我只放六粒Aspirin，買了一支小的防敏牙膏，將之弄成膏狀來塗傷口和頭皮。開始了兩天，暫未見成效。我將混合膏塗在頭皮上，晚上包著睡覺，早上用暖水浸透頭髮，再用粗鹽按摩三分鐘，之後只用清水清洗。另外，我也剛剛開始飲黑靈芝及黑豆湯。早上是否早餐之後才飲？（答：「會比較好」）另外，我也剛剛開始飲黑靈芝、黑豆水。可否將湯放進小暖盅（那種保溫的）回公司才飲？（答：「可以」）希望龍年所有讀者都遠離大病和小病！」

這樣，讀者T開始了外用和內服讀者們推薦的療法，自己動手治牛皮癬，又叫銀屑病。

治好了牛皮癬（下）

讀者T：「我今早把最後一碗黑靈芝、黑豆水飲完，想問在服用抗生素時可否服靈芝水？」我答：「分開時間吃。大概相隔兩個小時。」

讀者T：「另外，吃花膠、雞精等食物會否有助傷口癒合？」我答：「皮膚病是熱症，雞、花膠都是熱性的，千萬不可以吃。」讀者T：「我在新年前吃了一次滴雞精（老雞燉四小時的精華），還吃了花膠，可能因此傷口未能癒合。現在明白了，會戒口的。」讀者T的最新來信，非常感謝他的分享：

「綜合你的建議及網上的討論，我過去十多天試了：

一、戒口，不吃海鮮及牛肉，咖啡也不飲。二、用匙將六粒阿士匹靈壓成粉，混合防敏感牙膏；在最嚴重時，厚厚地塗在患處，用毛巾包著頭髮睡，早上洗頭吹乾。三、不用洗頭水洗頭，只用粗鹽按摩頭皮及患處，忍痛一會，然後用微溫的水沖淨。四、隔幾天就用初榨橄欖油（超市有售）按摩頭皮及頭髮，用毛巾焗一會，然後用微溫的水沖淨。五、每天飲黑靈芝、黑豆水兩次，在第二次之後，加很多水將渣再翻煲一次，用這些水洗頭，又用靈芝（煲完之後很軟，不會傷頭皮）來按摩頭皮，讓頭皮上的厚皮軟化，然後脫下。之後就如平日一樣用風筒吹乾頭髮。」

「如是者，頭皮問題由八級嚴重，現已減輕至三級，已沒有流漿液，也不頭癢，早上頭髮乾爽。另外明顯地，自從飲了黑靈芝、黑豆水之後，每早都有便意，（我之前一星期有時也未必有大便，要到周末才有），身體和精神都爽利得多。雖然現在只過了十多天，我有信心可以控制這個銀屑病。祝萬事吉祥。」

阿士匹靈是很安全的藥，有止痛效果，近年不但發現它有緩解心臟病的效果，還發現它有治癌的效果。

阿士匹靈敏感症（上）

阿士匹靈治牛皮癬是讀者介紹的，在《蘋果》和《爽報》刊登以後，又有很多讀者使用，使用後都來信分享成功的經驗。但是不久前，我收到一封不成功的經驗分享信。

Joe Kong：「今天由醫院接母親回家。事前依照報刊中的療法治牛皮癬，她老人家生癬，在臀部處更為厲害。買了高X潔防敏牙膏及阿士匹靈為她上藥。」

「第一、兩天不覺得有異，第三天晚上她說臀部像火燒、非常痛、站也站不穩、躺在地上，發燒達華氏一百零三度。立刻送她到急症室。醫生給她打消炎針、吃藥及留院觀察。」

「幸虧她第二天早上退燒，但身體弱，她已不敢再用上述阿士匹靈方。真猜不到原因。請先生告訴讀者朋友用時小心。」

阿士匹靈是很安全的藥，有止痛效果。近年不但發現它有緩解心臟病的效果，才幾天以前，還發現它有治癌的效果。為甚麼它在其他的病人身上有療效，在這位不幸的老人家身上卻有不良效果？而且為甚麼要等到三天以後才出現症狀？

我立即上網搜索原因，台灣國防醫學院藥學系助理教授胡德民藥師這樣解析：「任何藥物都有可能引起過敏反應。」

但Joe Kong先生說的對，請讀者朋友用時要小心。

阿士匹靈敏感症（下）

阿士匹靈是一種解熱鎮痛劑，如果對阿士匹靈過敏，有可能也會對其他的解熱鎮痛劑過敏。甚麼人會對阿士匹靈過敏？為甚麼？

一、與身體調節發炎的能力有關。

二、特異性體質（好發於氣喘及鼻竇炎病人）。

三、百分之二十的氣喘病人會對阿士匹靈或其他類似藥物敏感。

為甚麼不在用阿士匹靈的第一天就有敏感反應？原來過敏藥物用第一次並不會產生過敏的反應，必須要用過一次之後，間隔一段時間，再接觸同樣的藥物，才會產生過敏。

那麼用少一點可不可以？胡德民藥師說：「藥物過敏反應通常與接受的藥品劑量多寡無關。而且，僅只見於少數特異體質病人。」

那麼，為甚麼會對無害的藥物像阿士匹靈過敏？甚麼是藥物過敏？胡德民藥師說：「過敏是指當人們的免疫系統，對於一些基本上無害的外來物，產生不正常的過度反應。就大部份的藥物而言，引起藥物過敏的機率大約在百分之一至三左右。」

就是說，對阿士匹靈或者一些基本上無害的外來物，產生不正常的過度反應的人群，在一百個人中大約有一個到三個。

但Joe Kong先生說的對，請讀者朋友用時要小心。很感謝Joe Kong先生的分享。

牛皮癬良方實戰錄（上）

還有很多讀者要分享PK濕疹的經驗，但是來了一樁突發事件，有一位讀者轉來一封網上流傳的郵件，內容是，有人用了「半畝田」中介紹的牛皮癬療法，好了！

牛皮癬很難治，我想有需要的人快點知道這個療法，所以有關濕疹的文章暫停兩天，而且神奇的是，今天傍晚的時候我去超市，有一位讀者說她在車上放了兩本我的書，她想我為她簽名。在這過程中，她說她有牛皮癬，想試試「半畝田」中介紹的這個方，回家以後我就從電郵中發現這封信。希望這個方能利益更多有需要的人，同時要謝謝蘋果的讀者蘇恩，是他的一念善心，使這個良方流傳在我們中間。謝謝您，蘇恩先生。

網上的文章如下：「對於不喜愛讀冗長文章的朋友，請勿將此電郵刪除。只需轉寄給你身邊的朋友，或者你這不費吹灰之力的動作，卻可以幫助到有需要的人士。」

「本人姓麥。十年前因工作壓力導致免疫力下降而患上俗稱牛皮癬的皮膚病（學名銀屑病）。起初只有左前額近髮線的位置有一紅點，後來蔓延到左右手的手肘，面積有一個一圓銀幣那樣大，看西醫後證實患上牛皮癬，並稱個人免疫力問題，不會傳染但不能根治。因病情不算嚴重故此只配合含有類固醇的藥膏治療，很快便能痊癒，但很快又復發。」

「幾年前，再次受壓力的衝擊後，患處擴散到身體多處的部份，並日趨嚴重。看西醫後便要吃血癌藥三個月，還要觀察肝臟指數有否上升……」

牛皮癬良方實戰錄（下）

（續）「……兩年內經三次這樣的療程，患處很快痊癒。但每次復發一次比一次嚴重（通常兩至三個月），而副作用會令人十分疲倦。」

「嚴重時兩腳小腿有個半手掌大的患處及其他部位患處也開始擴大，皮膚呈現紅色還經常脱皮，那段時間不能穿短褲及短袖衫。」

「半年前開始服用中藥，有改善但很緩慢。感恩有位好朋友江先生，留意到嚴浩先生的介紹……效果奇佳。衷心感謝好友江先生、嚴浩先生及那位讀者（蘇恩）。」

一、食療非常簡單。二兩黑靈芝和二兩黑豆煲湯早晚飲用。二、黑靈芝十五元一兩和黑豆二元一兩，每份湯包共三十四元。三、煮湯是四日的份量，不需其他配料。四、十碗水，水沸後再煲約半小時熄火，偶要用湯匙擠壓黑靈芝滲出藥湯。

五、倒出一碗飲用，剩下的冷卻後放入雪櫃，第二天取出翻煲，早晚一碗，可用四天。六、服後兩星期後患處擴大，還有其他二十多個新患處發現，但脫皮現象改善。七、三至六星期內，兩腳小腿有個半手掌大的患處開始停止脫皮及由患處的中間部份開始痊癒，痊癒範圍由中間伸展直至到第六個星期只有留著一個圍著舊患處的大紅圈。新發現的患處亦沒有擴大並開始痊癒。八、到第八個星期，小腿患處只剩下數紅點，其他部份亦已痊癒。九、飲用過程並未發現副作用。十、打算只飲用三個月便會停止，再過三個月才再次飲用。十一、最後切記戒口：特別忌吃牛肉、蝦蟹、鴨鵝筍等食物。

第三章

鳥槍打虎　糖尿不再甜

「一位奇醫獻了一方，看似平平無奇，但出現奇蹟……」

她已成功用蜜糖療法治癒六名糖尿病病人的爛腿，使他們免於被截肢。

「……讓醫生看這篇文章，請他一起參與。」

香港的醫院中有細菌，不敢為病人用蜜糖療法，……

「Propolis liquid是蜜糖提煉出來的，所以功效也一樣吧，相信在處理傷口上會比用蜜糖方便！」

「我服用毛茄已個半月……現在血糖可以控制，應該是毛茄及油拔法的功勞。」

來信的字裏行間充滿無奈，沒有信心。糖尿病是個很大的課題，……民間療法又不是仙丹，……

鳥槍豈能打老虎（上）

五月廿九日，報社轉來一封信，署名是一位叫TSE的讀者，以下是和他的通信：

「本人最近發現患了糖尿病，空腹血糖十二。本人是肥胖人士，五呎六吋卻有一百九十磅。不敢面對，因為只是五十歲，很失落，暫時不想告訴家人免擔心。除了接受西醫治療，亦準備食青檸煲雞湯，但不知道肥胖怕熱是寒底是熱底，是否適合？」（答：可試試毛茄方，就是秋葵。）

六月十九日，TSE第二封來信：「目前每日晚上飲用青檸煲雞湯，早上飲秋葵水，日間以羅漢果水為飲料（家人的相學老師提點），及至六月十一再檢驗血糖，已經由上次十二．二低至七．三，十五日計跌幅有百分之四十。本人覺得鼓舞，應該是青檸雞湯加秋葵水的功效。但當我把結果告訴同事朋友，大多潑冷水，或說七．三度也是高，或說什麼偏方秘方都無用，最後還是要服藥，實在令人氣餒。現在家庭醫生給我三個月時間為限，到時若抽血結果未能滿意，就要乖乖的食西藥，這是我不想的。我會努力，祝生活愉快，身體健康。」

我能感覺到，來信的字裏行間充滿無奈，沒有信心。糖尿病是個很大的課題，連武裝到牙齒的現代醫學也沒有辦法。民間療法又不是仙丹，所以其實我也很無奈，沒有信心，只好盡我所知，給他又回了一封信：「還要每天運動，吃十穀米，早睡，忌口，不宵夜。羅漢果不是每人適合。」其他能做的，就是為他祝福。

鳥槍豈能打老虎(下)

七月廿八日，離開TSE的第一封來信剛好兩個月，我收到他的第三封來信：

「得到閣下鼓勵，十分多謝，先生最近提及的油拔法，本人想一試，但因為目前已經早上飲秋葵浸淮山黃芪麥冬水，晚上飲青檸雞湯，請問可以再加一項嗎？除此外，早上起來又要食奇異果，加上返工時間緊張，油拔法在下午放工回家空肚四小時後才做，效果是否一樣？」TSE積極參與自己的健康工程，收到這樣的信，我也高興。(回答：「可以試試，反正是沒有害的。你的血糖如何？」)

回信：「多謝你的關心。本人自上次六月上旬抽血後，醫生安排八月下旬再抽血檢驗。因為HbA1c要相隔最少八星期才可再抽，而本人亦在此段時間盡量做好，希望驗血指數理想，就不用食藥。」他努力又努力，希望的是不用吃藥，結果呢？

八月十四日，第五封來信：「上週五上午去了驗血，得到的效果遠超想像，總膽固醇以往多年一直都是在紅線上，指數約六．一至六．三，現在勁下降至四．三，正常是五．二。血脂，肝，膽，腎指數竟然全部無超標，特別是血脂，由長期都是三點多，低至一．八。正常是小於一．七。自己都不敢相信，是努力的成果呢！」

烏槍打了隻大老虎，這個成績，絕對是互動的結果。謝謝生果報提供的平臺，「一日一蘋果，疾病遠離我」，是真的呢！

鳥槍戰糖尿實錄（上）

讀者TSE先生用簡單的民間療法控制了糖尿，他為我們總結了經驗：

早上飲秋葵浸淮山黃芪麥冬水，晚上飲青檸雞湯，（在以上食療的名字前加嚴浩二字可以在網上找到詳情），油拔法（也用同樣方法在網上找）在下午放工回家做，那時候已經離午飯最少四小時了，符合在進食後四小時做的原則。後來TSE先生寧願早些起來，早上也做油拔法，變成一天做兩次。

從五月開始被診斷為糖尿病以後，TSE先生得到醫生的同意，先試用民間療法：「至今（八月中）仍未有食藥，只是減食，改食十穀米，和服用嚴先生的秘方，再加上每天做兩次油拔法。早餐亦大幅更改，以前早餐是雞扒雙蛋加腿通（火腿通心粉）加凍央（奶茶加咖啡），改為無糖麥片加無糖凍檸檬茶加腿治走牛油，中午食十穀米，杜絕飯盒和炒粉麵。體重明顯下跌，由八十四公斤，今天是七十七公斤，減七公斤，運動有做，但量不多。」

家庭的支持也很重要。TSE先生說，「一定要先多謝我的家人，特別是我大家姐，她最愛惜我地三兄弟。本來不打算告訴她，免她擔心。但陰差陽錯讓外甥發現她知道後只輕輕怪我不說出來，跟着就不斷打聽治療方法。」兄弟姐妹都五、六十歲了，做弟弟的還是很注意姐姐的感受。可以想像，這位做姐姐的在從前小時候一定很照顧三個弟弟。後來這位姐姐也找到一個食療。

鳥槍戰糖尿實錄（中）

讀者TSE的姐姐為他向一位相熟藥材舖老闆問到一個方：「蓮子、芡實、石榴皮、粟米鬚各一兩，五碗水煲一碗水」。

老闆說是治糖尿的，「說是最好首個月每天飲，其後可以一星期一至二次。」

最初TSE不大相信，「但我姐堅持，我不想她不開心，她還每次替我抓十包包（十三元一包），飲完再抓，飲足一個月。本來不寄期望，但驗血報告顯示肝、膽、腎功能明顯向好，指數皆下降，特別是肝酵素。因為體胖，所以有脂肪肝，肝酵素八十七（正常小於

我還是要提醒，一定要在醫生監護下進行民間療法。

六十七），這次則是二十八！」方中的藥材有祛濕、清肝腎和健脾的功效，但石榴皮不可以長期用。後來他開始用《半畝田》介紹的食療，就停了這個方。」

在與TSE的通信中，我直覺到TSE和他周圍的朋友對醫藥好像有接觸，從他最近一次的來信中，我才知道原因：「從五月尾得知有此病，便知道不能長期靠食藥，只會愈食愈多，最後就是打insulin（胰島素）。本人是在醫管局診所擔任文職工作，每天見到很多糖尿病病人，很多都是八十後（I mean八十歲後）自己肥胖很怕有此病，畢竟只是剛五十歲，所以對醫生講，希望自己嘗試忌口、做運動等。醫生亦同意減肥、忌口做運動是方法之一。」

就這樣，TSE先生開始了他的鳥槍戰糖尿征途。三個月以後，他說：「深信閣下的介紹完全work嘅。」不過，我還是要提醒，一定要在醫生監護下進行民間療法。

鳥槍戰糖尿實錄（下）

連續寫了幾天鳥槍戰糖尿病實例，起因是一位叫TSE讀者的來信。

他發現自己有糖尿病，但是下定了決心不吃西藥，選擇按照《半畝田》介紹的民間療法為自己治療。

我和他通了三個月信，這兩天他才告訴我，他竟然是一位在醫管局診所工作的職員。我自己覺得，這好比是一個現代啟示錄，現代醫學的弊病，在「裏面」的人肯定比我們在「外面」的人知道的清楚：「從五月尾得知有此病，便知道不能長期靠食藥，只會愈食愈多，最後就是打insulin（胰島素）」。現代醫學是一門堵截和砍殺的醫學，比如有了糖尿病，就堵截砍殺糖尿。不會考慮從整體去改變身體素質，讓出現糖尿的環境改變，然後讓病自然受控制。

不過且慢，我們所鼓勵的整體療法還沒有最後勝利，在TSE先生最近的通信裏，他還在等一項測試報告，他說：「最重要的，是血糖glucose fasting六．一，正常是五．七，低於六．九，現在就是border line（剛剛及格）。還有一樣HbA1c未出，可能會高一點。」HbA1c是糖化血紅蛋白，可以反映一名糖尿病患者在以往幾個月的時間內糖尿病控制狀況的好壞。如果這一項通不過，可能他三個月的努力還是白費，醫生還是要他吃藥，他會非常的失望，我會更失望。但是我能做什麼呢？

鳥槍戰糖尿結果

TSE先生用鳥槍打糖尿病之戰到底贏還是輸？

他和我繼續通信：「最後是HbA1c，糖化血紅蛋白，今日出了報告，是七．二，正常是四至六，低於六．五是border line（剛剛及格），高於六．五是DM（可以接受）。未用秘方時是九．四，早有心理準備知道可能仍是高，較為失望，是未能去到六．五以下。明天會見醫生，是否可以不用食藥就要醫生決定。當然我是不想食藥，相信方法就是繼續減磅。Dr. Who亦曾表示只要五個月減二十磅就比食藥更理想。我會繼續努力。」

他說失望，我更失望一百倍，我實在不想他的三個月努力化成水。過了一夜又夜，第三天一早看見了他的來信：「多謝大家關心，昨日已見了醫生，本想盡快告之，但昨日專欄出了上集，想看了下集才覆。言歸正傳。醫生看過驗血報告，回答是『嘩，好犀利，做得好啊！』關於我說對HbA1c的七．二有點失望，他解釋HbA1c原來是要算三個月的平均數，而我由發現有糖尿病至今尚不足三個月，故此未足以完全反映最近的成果，同時表示除了看數字，醫生也看病人每次是否有進步。」

「嚴格講，指數高於七才算DM，今次醫生表示收貨，現階段不需食藥，三個月後再抽血，驗HbA1c就可以，其他不用再驗。當然我會繼續努力，不會鬆懈，多謝。八月十七日，星期三」。我好像看到史泰龍在擂臺上勝利揮手，恭喜你TSE！

由於前後只有六個月就得到如此成績，我想很多人都會有所懷疑。為了證明先生之秘方的確有效，現附上本人HbA1c之報告副本給予先生閣下……

元旦日，報喜日

元旦日是個吉祥日，記得半年前來過信的Tony Tse嗎？他首先來報喜，他在五十多歲的時候被發現有糖尿病，他當下便發大願，不要把自己的大好人生從此以後綁在打針吃藥上，以下是他的來信。

十一月十七日：「上次本人在八月中驗血，HbA1c雖然是七．二，醫生收貨，不用食藥。今天戰戰兢兢見醫生Dr. Wong，他先問我過去三個月情況，我告之維持忌口，食十穀米，秘方等，其後他叫我自己看結果，嘩！HbA1c……五．九！第一次九．四，上次七．二，今次五．九，正常指標是四至六。即是說半年時間成功改善血糖，他讚我well done……」

十二月二十五日：「上次提及本人糖尿病的 HbA1c 可以回復到正常水平百分之五．九。由於前後只有六個月就得到如此成績，我想很多人都會有所懷疑。為了證明先生之秘方的確有效，現附上本人 HbA1c 之報告副本給予先生閣下……」

「當然亦是本人努力之成果，戒口、忌糖、減低體重做足，目前淨重一百五十六磅，是從未如此輕的……」

Tony Tse 先生很認真，特意出示他的醫生報告。他任職醫管局，相信他這份嚴謹來自於他的職業。但是他真正要感謝的是他的醫生 Dr. Wong。這位好醫生沒有偏見，能夠接受傳統醫學以外的治療方法，又用自己的專業知識為病人導航，病人有了他是福氣。

治糖尿引致爛腿症

讀者Polly來信：「我在網上見到一治食肉菌偏方，內容是某某被食肉菌侵蝕，由小腿爛上大腿，醫生鋸完小腿，又鋸大腿。」

「然後另一條腿又接着潰爛，向上蔓延。群醫束手無策，一位奇醫獻了一方，看似平平無奇，但出現奇蹟，數劑之後，竟將惡菌殺清，埋口痊癒。（杜仲五錢，紅棗十枚，黨參八錢，熟地五錢，杞子五錢，用排骨或雞同煲，煲好兩大碗湯，於飯前飲下，每日一劑，直至潰爛埋口。如煲雞必須先除雞皮，份量隨意。）」

「有位親人因糖尿病引發毒瘡，生在臀部近膀胱附近，於九月中入院至今，做了十次割除死肉之手術，已將半邊臀部割去，但到現在尚未能控制。近期是每星期做兩次手術，每次手術後，他都很疲累，而且因要做手術，好多時都不能吃東西，到可以吃時，因傷口很痛，吃不下。醫生說手術仍要繼續做，直至去除所有病菌，還要做多少次手術還未知。我怕他這樣不停的做手術會捱不住。他入院後，都沒有下過床，現下身已不能動，完全沒有氣力，雙腳因沒有活動亦開始有爛肉。」

有病真可怕。還是那句話，大部分的病是吃出來的。我把這副食療請教天師伍啟天，他說，這副是補藥，「服了補藥有改善，可知凡此症多夾有虛症。西醫稱免疫系統失調、低下，所以不能抗菌。」

純正蜜糖治爛腿

天師伍啟天繼續說：

「徒兒達川先生是四間酒店的總經理。五年前，他媽媽告訴我一條秘方，專醫糖尿引致之爛腿症。某日，家中女傭急於請假返菲律賓，說丈夫要割腿了，是菌引致，而且糖尿病嚴重。達川媽媽說，不用怕，我有一條秘方，就是在爛肉處搽蜜糖(要純正)。工人照此法治之，丈夫果然痊癒。」

天師又有一個病例：「我友亞甘，在廣州，他一位親人因爛肉不止，多方求治無效。後看一西醫，這位西醫竟然說，我父親傳有一條秘方，能醫此症，相信的話不妨一試。後來只敷了這秘方一兩天，已經明顯見效，長出新的肉芽，以致痊癒了。這秘方，只白砂糖一味。」

天師聞說這兩個案例後擊節讚歎：「子曰，大道至簡！」我也有同感。天師又說：「中醫無細菌之說，逢爛必是毒，而蜜能解毒，外用對糖尿病治而無害，不可思議。」

天師從大陸電視台看見另外一病例，一位十六歲青年外傷，一腿嚴重感染，歷近二年求治無效。後來也是遇到一位西醫，竟結合中藥北芪當歸之類的「補托法」而痊癒。天師也有一經歷，一位捷克法師在南傳地方（東南亞）患有一背癰（就是背上長瘡），已經一年多，後來天師的老師陸醫生（廣東脈象學派四代傳人）為出家人開方：十全大補方加金銀花五十克，黃柏十五克。這樣就痊癒了。從上數例，都可以證明中醫說的：邪之所致，真氣必虛。

她已成功用蜜糖療法治癒六名糖尿病病人的爛腿，使他們免於被截肢。

蜜糖治爛腿的來源

我寫這篇文章的時候心情很緊張。

有一位因為糖尿病引起足部潰瘍的患者正在醫院中，醫生為他割爛肉。他的家人說：「傷口範圍是由整個左邊臀部向前，大約A4紙一張半大，表皮及皮下脂肪已經割掉，見到肌肉，很嚇人的！現時醫生說還未有辦法控制，只能靠手術去清理傷口，與細菌競賽，故一星期為他做三次手術。」

「手術是清洗傷口，割去死肉，每次是全身麻醉，另外就是給些抗生素。剛才看他，他說非常痛，止痛藥及止痛針打得太多，已對他起不了作用，所以他今晚堅決不洗傷口，看他痛到標冷汗，便不勉強他。現在看他時想幫他按摩手腳，他都叫痛，他說最好不碰，好痛呀。」

蜜糖治爛腿是美國威斯康辛大學醫學暨公共衛生學院教授珍妮佛．艾狄與同事（Jennifer J. Eddy, MD, and Mark D. Gideonsen, MD University of Wisconsin Medical School, Eau Claire）在零七年之前，為一名面臨截肢的糖尿病患者採用的療法。到零七年，她已成功用蜜糖療法治癒六名糖尿病病人的爛腿，使他們免於被截肢。

蜜糖療法：先清除潰瘍傷口的死皮膚、消毒，然後在患處塗上厚厚一層蜂蜜，傷口要保持打開，不能上紗布。每隔幾個小時用溫熱的蒸餾水把乾的蜜糖沖掉，再塗上蜜糖。蜜糖要用新西蘭的Manuka Honey。

我們是不能觸摸，亦不能直接看到傷口，因醫院怕有病毒傳染。

「醫院不能讓我們做」

威斯康辛大學發現的「蜜糖治爛腿療法」引起廣泛的重視，中國大陸的醫生在這基礎上又有新的發現，以下是一篇重要的文章。

國內湛江糖尿病足醫院的一篇報告：「我院在全身治療的基礎上，採用蜂蜜加入胰島素的方法，為病人治療糖尿病足，取得明顯療效……。將胰島素局部噴灑在患處，待藥液被吸收後，再用蜂蜜覆蓋患處……。單獨使用蜂蜜治療的方法，不如蜂蜜和胰島素結合治療的方法。但在結合治療方法中，胰島素的劑量需要嚴格控制，否則容易引起低血糖症狀副作用。此法必須在專科醫生的指導下進行。」

我和患者的家屬繼續通信，十一月三日的來信說：「……你說用純正的蜜糖遍搽病人的患處，我想是不可以做到的，因為在醫院內不能讓我們做。他們現時每天早晚各一次為他洗傷口，洗完後有藥包及紗布包好，我們是不能觸摸，亦不能直接看到傷口，因醫院怕有病毒傳染……昨夜才做完手術，明天又要做，看到他這樣痛苦，又不能幫到他，真不知如何是好。」

問題出在「醫院怕有病毒傳染」，我母親和大姐這些年來相繼出入醫院，醫院的環境和氣氛我已經很熟悉，兩個親人都是一樣。明明進去的時候只是摔倒，過兩天便成了細菌感染，然後便天天通知我們病危。醫生和護士無奈地說，是空氣中的細菌感染。

沒有辦法控制

香港的醫院中，因為空氣中的細菌感染，增加了無數病人額外的痛苦，也無端地縮短了無數病人的壽命。

這是個公開的秘密，每個醫生都知道；每個香港居民如果周圍有朋友、親人在醫院中去世，去打聽一下就可以發現，有很大比例的死因，是出於細菌感染引起的併發症。

為甚麼沒有改進？香港要錢有錢，要人有人，要大學有大學，要議員有議員，要政黨有政黨，要聲音有聲音。政治是用在改進民生上的，政治用在政治地位上，叫卑鄙！

十一月四日，患者的家屬繼續來信：「我想問清楚一下，你說塗蜜糖在傷口位，是在整個傷口表面，還是在傷口邊上，如是在傷口表面，面積已經太大，現在差不多是兩張Ａ４紙大，而且表面已是肌肉，要怎樣去塗呢？每次塗多少？明天已約見醫生，會跟醫生商量一下，看可否給我們這樣做。」

十一月三日，傷口範圍大約Ａ４紙一張半。十一月四日，差不多是兩張Ａ４紙大，「醫生說沒有辦法控制，他們只能靠手術去清理傷口，與細菌競賽。」我沒有等讀者的下一封信，我把找到的美國威斯康辛大學有關蜜糖治爛腿的報告英文原文電郵給這位讀者，附上兩句話：「以下是美國大學用蜜糖治好糖尿病引起的爛腳實例，病人不用截肢了，讓醫生看這篇文章，請他一起參與。」

和細菌賽跑

我把美國威斯康辛大學有關蜜糖治爛腿的報告英文原文電郵給這位讀者，讓他轉給醫生參考。

我曾寫過，外傭為丈夫用蜜糖治糖尿病爛腿，因為人在東南亞的鄉下，又窮，只能在家中養病，連酒精都沒有，用煮滾過的溫水沖洗傷口，結果三個月便痊癒，救回兩條腿不用被截肢。

香港的醫院中有細菌，不敢為病人用蜜糖療法。同時病人腿上的爛肉每天增加，醫生沒有一點辦法，只能加快割爛肉和細菌賽跑；換一個鏡頭，在東南亞的農村裏，窮人的空氣中反而沒有細菌，便宜的蜜糖療法把病治好了，這屬於甚麼現代醫學案例？

病人家屬的上一封信，說已經第二天約了見醫生，商量讓患者使用蜜糖療法，那一天是十一月四日，我一直在等，直到今天，再也沒有收到回信，醫生是甚麼意見，大概也可以想像到了。

在和這位讀者的通信過程中，我想起自己的老母親和大姐在醫院中的辛苦，很感慨，讀者的信裏說，患者因為太痛，不肯洗傷口，我寫信給他說：「請患者一定要洗傷口，很痛，我也試過，要忍，但洗完後，塗蜜糖，要和醫生好好商量，既然醫生沒有辦法，蜜糖又沒有害，是否可以請醫生通融？……」我試過因為意外受傷，天天洗傷口，洗了一個月，但比起糖尿病人爛腿的痛苦，實在是不能比。

「蜜糖治爛腿」讀後感

「她改用了honey（蜜糖）替我敷在傷口上……經過悉心照料，在今年九月時傷口終於可以完全埋口，而且十月骨科覆診後醫生也説終於可以close file（檔案終結）！」

這是封重要來信，我全文照登，只是加了簡單中文翻譯。蜜糖治爛腿，一宗發生在香港的奇跡。

「嚴浩先生，你好，我叫小詩，是一位二十多歲的SLE（全身性紅斑狼瘡）病患者。最近在閣下於《蘋果日報》內的『半畝田』看到有關用蜜糖治爛腿的散文，我有感而發。」

「大約去年四至五月左右，我因吃重劑量的MMF，引致自體免疫

「她改用了honey（蜜糖）替我敷在傷口上……經過悉心照料，在今年九月時傷口終於可以完全埋口，而且十月骨科覆診後醫生也説終於可以close file（檔案終結）！」

系統被抑制得太厲害，引致細菌入侵身體，左小腿因而開始爛起來。後來做了多次刮肉補皮手術，剛好了一點，右腳的小腿又出現相同情況。無可奈何下，共做了十五次手術（只有一次不是全身麻醉）。」

「手術後一直要到馬會診所洗傷口，可惜未見明顯的好轉。幾經轉折下，終得到北區醫院的wound nurse（創傷科護士）李姑娘出手相助。為了我的傷口，她用了很多不同的敷料，如Aquacel，不過也沒有甚麼進展。後來她改用了honey（蜜糖）替我敷在傷口上後，情況馬上有很大的改善！雖然我的傷口時好時差（她説有時是明顯的血管發炎，是我自己的抗體打自己的身體，這是比糖尿病患者更麻煩、傷口更難痊癒的問題所在），但經過她悉心的照料下，在今年九月時傷口終於可以完全埋口，而且十月骨科覆診後醫生也説終於可以close file（檔案終結）！」

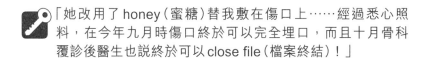

「今次能過了這一關，也全靠北區醫院的內科、骨科以及wound nurse（創傷科護士）的協助。」

「蜜糖治爛腿」讀後感（續）

「記得李姑娘說過honey（蜜糖）一定要用在新西蘭當地採購回來的，說因為當地的有用紫外線殺菌（如有記錯，請指正），而香港代理的則沒有。」

「不過，使用honey（蜜糖）的唯一麻煩是要遠離有螞蟻的地方，因為honey（蜜糖）的香味真是會吸引螞蟻前來進食，故使用honey（蜜糖）的日子裏，每天起床的第一件事是看傷口上的繃帶有沒有小傢伙爬上來……

其實我覺得香港公立醫院的醫護人員的質素相當好。患病至今也有五年多，我所遇到的全都是好人。今次能過了這一關，也全靠北區醫院的內科、骨科以及wound nurse（創傷科護士）的協助。雖然近年多了肺動脈高壓這個頗令人頭痛的病，也因此而要看多一科心臟科，但我相信內科的腎臟科醫生和心臟科醫生會全力幫助我的（北區醫院因風濕科醫生的離職而關閉了風濕科，由於我有腎炎，故SLE便轉交由腎臟科醫生接手）。

讀者小詩敬上，二零一一年十一月九日」

讀者是可愛的人，他們、她們都不厭其煩為有需要的大眾分享自己非常、非常寶貴的經驗。我尤其感動的是創傷科的護士，香港的醫院規矩極其大，又被公眾緊密監管，她可以勇敢用非正統療法為病人治病，是當今的蘭丁格爾。

蜂膠治爛腿

「看了這兩天你在蘋果日報關於蜜糖治爛腿的專欄，想在此分享本人的經驗。」

「兩年前，年邁九十歲的外婆腳部開始有紅點，繼而潰爛，傷口大約有十厘米闊，二厘米深。看了兩個皮膚專科醫生的結論是：割肉！那時，突然間想起表姐由澳洲寄來的Manuka propolis liquid，就嘗試每一天給外婆以消毒藥水洗傷口後，以propolis liquid厚敷，上紗布。每天換藥一次，一個月後，傷口已完全康復，到現今都沒有復發！Propolis liquid是蜜糖提煉出來的，所以功效也一樣吧，相信在處理傷口上會比用蜜糖方便！Fans李小姐」

「Propolis liquid是蜜糖提煉出來的，所以功效也一樣吧，相信在處理傷口上會比用蜜糖方便！」

每次讀者來分享經驗我都很感激，一點善心，不知道可以利益多少有需要的人。這一封信，不但證明蜜糖治爛腿的真實可靠性，而且有具體的用藥方法：「每一天以消毒藥水洗傷口後，以propolis liquid厚敷，上紗布，每天換藥一次。」

Propolis liquid就是液體蜂膠。看來，不只是蜜糖有效，蜂膠也有效。東南亞外傭為丈夫用蜜糖治爛腿的時候，沒有用酒精，也沒有用紗布繃帶，但上一封小詩的來信說：「每天起床的第一件事是看傷口上的繃帶有沒有小傢伙爬上來」，也有用繃帶。看來，都是先用消毒藥水洗傷口，厚敷蜜糖或者液體蜂膠以後，用紗布、繃帶、膠布包好，每天換藥一次。

任何另類療法，「醫生絕不同意」，因為沒有法律根據。沒有法律根據，所以病人也沒有能力反對。如果反對，那是和整個醫療制度對着幹。一個人和制度對着幹，那是電影中的情節。

叫人傷感的手術

這是Polly在親人去世之前一天的通信：「首先多謝你的蜜糖秘方，但對於我親人是用不着。」

「第一，醫生絕不同意。第二，傷口已擴大到四張A4紙大小，醫院每次洗傷口都要四至五個人協助才可完成，試問普通人怎能處理呢？第三，現時每接觸到病人身體任何部位，他都很不舒服，叫人不要弄，因他真的很痛。」

「今天，他的身體已很差，是因為經過了二〇一一年十一月十日第十六次手術後，他的身體機能已出現問題，有肺炎，呼吸困難，血壓低等等……。看見他身體插着很多東西，在鎮定劑藥物下，人已進入昏迷狀態，真不知他能支持多久，看見他真的很難過……」

如果不看前文只看這一段，會以為是日本兵在我們中國同胞身上做的活體實驗，看一個活人可以頂受多少次無效的割肉洗傷酷刑。

在十一月三日，傷口才一張半是Ａ４紙大小。七天以後，已經動了第十六次無效手術，傷口已擴大到四張Ａ４紙大小！有甚麼人可以受得了這樣的手術？是正常的嗎？

在一個傳統的醫院裏，運用傳統的醫學，進行這種叫人傷感的手術，是合法的。因為是合法，所以正常。在這個制度下，任何另類療法，「醫生絕不同意」，因為沒有法律根據。沒有法律根據，所以病人也沒有能力反對。如果反對，那是和整個醫療制度對着幹。一個人和制度對着幹，那是電影中的情節。

「少見的惡菌」

Polly的十一月十二日通信繼續：「……問醫生他的病情為何這樣急轉。醫生說，每次手術因為在全身麻醉下，對病人都有一定的影響。」

「如身體狀態好，是沒問題，但長期這樣就要看病人，但基於他的傷口總是有炎菌，只能用手術處理，所以手術一定要做。他們到目前為止，未能找到有效方法或藥物去消滅炎菌，故只能用手術削走爛肉。醫生只說那菌很惡，是他們少見，傷口去到這個地步，亦未曾見過。」

「醫生只說那菌很惡，是他們少見，傷口去到這個地步，亦未曾

「醫生只說那菌很惡，是他們少見，傷口去到這個地步，亦未曾見過」。

見過。」這句話，為甚麼那麼熟悉？先為大家說另外一個故事：有個六十多歲的女人，因為摔跤，跌碎了臀部的髖骨，被家人送進了醫院。醫生說要換髖骨，就是把病人的髖骨用手術切除，然後換上鋼做的代替髖骨。手術很順利，病人在醫院的照顧下慢慢康復，到可以下地學走路的時候，病人的傷口卻痛的令人無法站立，醫生把她的傷口從新打開，做化驗以後，告訴病者的家人，說傷口感染了細菌，以下的對白，大家也可以背出來了：「醫生只說那菌很惡，是他們少見，傷口去到這個地步，亦未曾見過」。

我知道這個故事，因為我認識這個女人，她是我的親大姐。在我寫這篇文章的時候還在醫院裏。醫生說，她永遠不可以走路了。

沒有一種醫學是完美的，但在香港，完全可以做到中西醫結合，把事故減到最低。這個革新，大陸早就在實行，香港連民主都走在大陸之前，為甚麼到了民生，就沒有人去爭取？

民生沒有人爭取

Polly的來信繼續說：「（我們）問醫院，為何病人情況這樣危險及炎菌這樣惡，病床前寫着『隔離傳染病』，還要安排（病人）在普通病房（即大房）？親人去探病都要穿上保護衣及手套，但這病房有二十多張床，那不怕傳染給其他病人嗎？在我們提問下，醫生說接觸才會傳染，空氣是不會的，這是真的嗎？病人傷口那麼大，每日兩次在大房洗傷口時，空氣都是有菌，那對病人亦有影響……」

我媽是因為摔傷意外進了醫院，兩、三天以後因為細菌感染而變成肺炎，醫生很無奈，說醫院的空氣中都是菌，無法避免。大半年以後，我媽好轉，醫院在她的喉嚨上開了一個洞插管，然後安排她出院。從此，我媽再也不能說話。到兩個月前我大姐，也是摔傷意外進了醫院。醫生幫她換了一個髖骨，在康復的過程中，發現新的髖骨居然從連接處滑落出來。家屬追問，醫院解釋：「傷口有菌，菌很惡，少見，傷口去到這個地步，亦未曾見過。」醫院把新的髖骨撤除，告訴家屬，我大姐從此不可以走路。

感嘆！感嘆！感嘆！從前的摔傷意外都是跌打佬包辦的。如果連續出了這種事故，大概醫館早就被封查，管你是甚麼惡菌不惡菌。沒有一種醫學是完美的，但在香港，完全可以做到中西醫結合，把事故減到最低。這個革新，大陸早就在實行，香港連民主都走在大陸之前，為甚麼到了民生，就沒有人去爭取？

香港醫院的制度

繼續轉載Polly的來信：「……現在他這樣危險，為何不能安排去ICU呢？醫生無奈說，他們亦有此要求，ICU醫生亦來看過，但都未能安排，（醫生說）因醫院資源有限，其次ICU是醫一些危急及可醫治的人。言下之意，ICU認為我親人是沒法醫治，所以就這樣放在大房。」

「我知大房醫生都是盡力去幫他，但基於設備及人手照顧下，有時都不能即時幫到病人。醫院為何不為病人設想。我們家屬這兩天不停在病人耳邊說，你不能放棄，要堅持到底，只要有此信念，想必還是有希望的。衷心希望醫院ICU不要放棄任何一個尚有生命之病人，用你們之良心為病人設想一下，亦體諒病人家屬之心情。Polly」

Polly的十一月十二日來信結束，到了十一月十三日，她的親人便走了。

醫生人手不夠，資源不足，香港社會在這方面都在積極解決中，唯獨是大家對醫院的信心。我和大家一樣是個小市民，從小市民的角度想探討一下：香港醫院的制度可以進步嗎？又以我大姐的不幸為例，回顧我大姐的換髖骨手術，有沒有可能是手術出錯？這裏先不講追究責任，如果是手術出錯，應該讓後來的新醫生瞭解是甚麼步驟出了問題。

食肉菌PK了蜜糖嗎？

醫院醫生的主要來源是醫科大學生，說破了，病人都是他們的白老鼠，大家都想在病人身上做活體實驗。在這種情況下，醫院起碼可以在手術台上裝上攝影機，記錄每一宗手術作為法據、作為記錄、作為教材，病人的一條腿、一個器官、甚至一條命，可以換來一代又一代的年輕醫生們不再重蹈覆轍；聽說香港醫院已經有這個打算，可是真的？

逝者已矣，我們向前看，這些天來都在講蜜糖治「爛腿」的真實性，糖尿病造成的肢體潰爛，是西醫無法治療的。古老的民間療法，到底有沒有探討的必要？

糖尿病造成的肢體潰爛，是西醫無法治療的，古老的民間療法，到底有沒有探討的必要？

有一個護士寫信來說，糖尿病「爛腿」上，可能有一種叫「食肉菌」的病菌，當蜜糖遇到這種菌的時候，是「absolutely useless」，絕對無效。來信全篇英文，只有「食肉菌」這三個字是中文，我請她把「食肉菌」的英文告訴我。我想上老番網查查資料，看看是否真的有這種菌，看看老番學者怎麼說。但是如果老番早就說過，說「食肉菌」不但存在，而且蜜糖對它真的「absolutely useless」，我就會覺得很無力，同時也會很內疚。

這位護士沒有回信，一時之間，我不知道這個蜜糖治「爛腿」的題目怎麼進行下去。美國大學發表的蜜糖治糖尿「爛腿」文章上，並沒有提到病人的潰爛傷口上會有「食肉菌」這一類面目猙獰的細菌。

「他往天堂去了」

十一月十三日，收到讀者Polly的來信，Polly就是糖尿病爛腳患者的親人，她以往的信都很長。

這封信上只有三行字：「今天早上十時十分，我的親人已經離開，往天堂去了。他的離去令我們很難過，真沒想到只生了一個瘡，會變成這麼嚴重。畢竟他只是五十六歲壯男，就這樣走了，真的接受不來。Polly」

他還是走了，他的最後兩個星期的生命，有他的親人陪伴，也充滿了「半畝田」讀者的關心，一個又一個的讀者寫信來，分享自己曾經用過蜜糖治病的經驗，希望能幫到他和他的親人。我才開始在專欄中轉載大家的來信，他已經走了。這不是電影中的一場故事情節，是真實生活中的生生死死，在大家的眼前默默地展開，沒有渲染誇張，但無比地震撼。以下的內容，猶如電影中的倒敘回憶。

十月廿八日，我收到Polly的第一封信，內容主旨是：「給嚴浩代尋求醫治食肉菌偏方，急！急！急！」。不是每一個病都有偏方，但是這位讀者很幸運，我的好朋友天師伍啟天剛好在香港，是他首先告訴我蜜糖治病的方法和用者的成功經驗。十月二日，我回了第一封信，請Polly替患者用蜜糖。十一月十二日，剛好十天以後，Polly回信說：「……醫生絕不同意」。十一月十三日，他已經走了。

《半畝田》的老朋友

這時候，我的郵箱中來了一位朋友的信。

他有西醫和中醫的執照，是現職的醫生，他不但是我的一位老朋友，也是《半畝田》讀者的老朋友。他不是別人，正是剛剛移民去澳洲，幫過很多蘋果讀者的Dr. Who！

Dr. Who在網上看到了《半畝田》中連續多天展開的蜜糖ＰＫ糖尿病爛腿之戰，他也開始蒐集這方面的資料。資料說，有關蜜糖治病的功用，紐西蘭的發現最多。這裏先跳過紐西蘭學者從蜜糖中找到的治病理據，從無數的案例中，學者們得出以下的結論：

蜜糖外用有殺菌作用，對很多類型的傷口都有效，包括：

◎Leg ulcers

◎Pressure ulcers

◎Diabetic foot ulcers

◎Infected wound resulting from injury or surgery

◎Burns

我把原文登載出來，不想在翻譯的時候出了筆誤，原文意為：腿瘡潰瘍、褥瘡和癒合不易的創傷、糖尿腳瘡潰瘍、來自意外受傷或者來自外科手術後的傷口、火燒傷。

我又問Dr. Who，有沒有一種菌叫「食肉菌」？蜜糖ＰＫ食肉菌是不是絕對無效？但是在Dr. Who再回信以前，我們已經又長了知識，蜜糖可以為外傷和皮膚潰爛殺菌！

上帝如果會哭

Dr. Who的回信終於來了，他說：有，英文叫Necrotizing Fasciitis，壞死性筋膜炎常被稱為「食肉菌感染」。

以下是鏈接，其中一個是香港政府提供的。http://www.chp.gov.hk/tc/content/9/24/3780.html

我又問Dr. Who：有個護士讀者來信，說蜜糖對付「食肉菌」絕對無效，是真的嗎？

Dr. Who，作為專業醫生和有著作的學者，這樣回答：「你的護士讀者錯了。食肉菌很兇，但是罕見，所以對食肉菌的研究也不多。不過，在非洲有蜜糖對抗食肉菌的案例，有效，但是要與抗生素與外科清洗傷口一起進行。不幸的是，由於蜜糖無法專利，沒有開發價值，所以沒有資源對蜜糖進行深入的科研，只有案例證明蜜糖的有效。」

因為沒有利益，所以社會沒有資源對蜜糖做深入的研究，即使它明明可以治療像糖尿病爛腿一類重病的功效，可以補白現代醫藥的不足，可以救很多很多有需要的病人，免除他們的痛苦、延長他們的壽命、節省他們的開支、節省社會的開支，而且這中間的病人，還有可能是自己、是自己的親人。可是，因為沒有利益，世界上沒有人肯去做！

上帝如果會哭，大概眼都哭瞎了。

第四章

淫為惡首

幸勿太痴纏

過度手淫會出問題，……舌體胖大有可能，因為傷了腎，也就影響了脾……

……女方並未能高潮，所以有如一口氣被憋在腰裏……

人類不可能逃避意淫……不能引起最終交合的淫，都對健康有損。

像我們這種強腦力工作者很容易腎虛，「熬」，好比是燒完了蠟燭燒蠟燭心，嚴重地消耗內臟的元氣。

正常的男女交，便是陰陽平衡，……不用避孕套還有甚麼別的方法？如果你……已經有能力啟動自己的智慧，不要把下面的用殘了，上面的還保養的很好，因為從來沒有用過。

運動以後毛孔開放，水氣會進去腎經，停留在體內。

手淫的影響

「手淫的影響實在很大，大概小學時我已有手淫的習慣，但當時沒有射精。年少也是愚笨，不敢告訴家人。」

「原先我的性格十分外向且大膽，但手淫以後，不知不覺變得內向，像自閉一樣，樣貌也改變了，年幼時樣子較為可接受，現時不僅鼻大（未知是否有影響）、唇厚、舌體胖大，活像怪物一樣！相信是手淫令身體的循環失調後遺症。實在沒有察覺到這是手淫的影響！去年接觸佛學（學佛網）才知手淫的惡毒！手淫令性格變得深沉，人也更為黑暗。不太敢和陌生人接觸，有時會有膽怯，心虛，經常懷疑他人給我面色看，注意他人對我的目光。」

「相信這是手淫的後果，不但性格連身體也受損。」

「去年一月接觸佛法，斷斷續續，自制不少，到六月才完全終止手淫，至今未恢復！學佛網上很多案例。我算是幸運的一個，不像別人手淫十多年，不過我只是自嘲，五十步笑一百步而已。」

過度手淫會出問題，但是不會出現「鼻大、唇厚」，也不會變成怪物一樣。舌體胖大有可能，因為傷了腎，也就影響了脾；脾虛，舌體也就胖大。手淫是否惡毒？這是用詞不當，但令性格變得黑暗則是有可能的。

意淫、手淫、男女交

意淫、手淫、男女交，三者和養生有甚麼關係？如果不是東子師傅，我再也不會知道。

東子師傅是位氣功治療師，人身上有不同的經絡，管不同的部位，部位出了毛病，相應的經絡就會反映出來，有功夫的氣功治療師憑手感可以感到異常的氣感——濕、黏、寒、風、湧、麻等都會在手心中出現，分別說明對方身體的某些情況，比如你如果昨天房事，今天去找東子師傅，他手一伸就知道，而且還知道有沒有達到高潮。

有一對夫妻半夜去找他，事關妻子腰痛，疼得要急診，東子師傅測氣後，問夫婦：「是否剛剛房事？」兩人掩嘴笑，答：「是。」問：

「是否女方沒有高潮？」答：「是。」東子師傅看看日曆，正好是正月十五，極其陰，因為是日極陰，女慾也高，但房事時，女方並未能高潮，所以有如一口氣被憋在腰裏。

東子師傅幫她把氣導引下去，腰痛也就好了。東子師傅說，不一定有這樣的狀況就一定有這樣的病痛，但從他的治病經驗中，他得到很多寶貴的第一手健康知識，有很多從來未見筆墨。

意淫後遺症

東子師傅有一位女病人，五十多歲，小腹鼓起有如懷胎，醫生檢查是子宮肌瘤，她的下體周圍的肌肉、韌帶、淋巴都痛。

東子師傅舉起一隻手，離開病人身體大約半尺，在她的腹部周圍、大腿兩側、腰部隔空掃描，發現她腎經虛涼，下半身涼，上半身熱，心火旺。

東子師傅心裏有數，問她是不是獨居，答是。問她是不是想，答是。不久以後，她開始講自己的故事。原來她在網上結識了一個比她小的男人，這個男人處心不良，專門在網上色誘年紀比自己大的女人。

大概已經得了不少錢財上的好處，這個女人每天在網上與他調情，但是又本能覺得這個男人有問題，所以不敢與對方見面。不久以後，身體就開始有以上的狀況，而且子宮肌瘤從無到有也大得很快。

我們的肉體與我們的思維和情緒是掛鈎的，身體在意淫的刺激下會濕。這種濕，中醫叫腎水，腎水持續丟失。心火失去了腎水的均衡，便開始心火旺，燒身體中的血，血熱便生癰，癰就是瘤。

網上調情

調出火

當我們的腦袋在意淫的時候，我們的身體便收到了指令，在體內進行一場複雜的化學活動。

意淫所得的化學產品是帶毒性的，連續每天意淫，像東子師傅的女病人，身體來不及排毒，經過一段時間以後，便在小腹長了一個水瘤。這位病人去看東子師傅之後，東子師傅告訴了她病因，她明白了以後，知道是從看來無傷大雅的網上調情引起，當晚便停止了網上調情。

到了第二天她去看東子師傅，小腹裏的水瘤已經小了一半，小腹的疼痛、下體周圍的肌肉疼痛也好了。這是個真實的個案，因為病的

人類不可能逃避意淫……不能引起最終交合的淫，都對健康有損。

起因和轉好的過程太戲劇化，東子師傅忍不住失笑。

人類不可能逃避意淫，正如人類不能逃避動物性一樣，所以我們探討意淫，意淫一定有正面的意義，對已經結婚的男女，意淫提供了情趣；從東子師傅的診斷經驗，男女交是陰陽平衡，所以是健康的，但除此以外，不能引起最終交合的淫，都對健康有損。

我們生活在開放社會裏，不可能不接觸到各種思想，而且選擇是自由的，但究竟讓多少自由進入我們的生活，則需要我們的智慧。

這是甚麼後遺症？

「我是一名年輕人，舌頭上如草莓般現出陣陣紅點，看中西醫也治不好，食物味道稍重一點，舌頭上的紅點便受刺激。如果吃淡一點，紅點略微變淺，退至舌尖，到飯店中吃一次飯後又會變深擴散，糾纏逾年也沒好轉。」

「我身體算是紮實，喜吃肉，少熬夜，脾氣急，易口乾，運動量不算少，早上偶爾會連續肚痛幾次又排泄不出，舌頭除紅點外顏色偏淺紅。平日因溫習要經常用腦。有甚麼方法和要怎樣的生活習慣，才能使紅點消失？」

信中說的「易口乾」，「早上偶爾會連續肚痛幾次又排泄不出」，都

像我們這種強腦力工作者很容易腎虛，「熬」，好比是燒完了蠟燭燒蠟燭心，嚴重地消耗內臟的元氣。

說明他腎虛，是否因為「要經常用腦」，所以大量地消耗了腎陰？

像我們這種強腦力工作者很容易腎虛，中醫叫「熬」。熬的意思，好比是燒完了蠟燭燒蠟燭心，嚴重地消耗內臟的元氣。

但是他的身體不錯，「運動量不算少」，又正是青春期，為甚麼內臟完全失去了平衡？

「脾氣急」便是因為腎虛，心火便上來了，他舌頭的紅點，估計也是因為內臟的虛火引起的。

手淫太凶後遺症

我打電話給東子師傅，說有位年輕人「舌頭上如草莓般現出陣陣紅點，看中西醫也治不好。」是不是有時間看他一下？

東子師傅非常忙，而且每年有三、四個月要閉關練功，這文章見報時，他已經坐在緊閉的禪門後面，要到春臨大地才和燕子一起再出現。這位年輕人看東子師傅，東子師傅舉手測他身上的氣流，發現他心跳浮躁、流汗，腎經明顯虛寒，他身體中的氣反映到東子師傅手上，感覺粘滑，隱隱有精液的味道。

東子師傅問他有沒有女朋友？年輕人說沒有。東子師傅笑說有女朋友就好了。年輕人也笑說，是是是，那個事，幹的太凶了。「幹的

停止手淫，注意休息，連意淫也不要。必須從養生的角度，衡量我們需要多少這種行為。

太凶」，腎水失去太多太快，心火不平衡，火太旺，心跳便浮躁，心在液為汗，就不正常地流汗，再次大量失去水份，火便燒更旺，臟器於是燥熱，舌頭上的紅點，就是這樣來。多喝水也沒用，失去的是腎水，是經過身體中的化學工廠加工後，製造出來的養命精華。停止手淫，注意休息，連意淫也不要。

意淫、手淫都不是見不得人的事，這種行為只說明了我們人類的動物性，但必須從養生的角度，衡量我們需要多少這種行為。

我們的身體是一個複雜的生化工廠，平時不經意的一個念頭，就會啟動身體中的生化反應過程，比如發脾氣，經常發脾氣的人一定短命，因為發脾氣嚴重增加心、腦血管的壓力，最後一定會心臟病、腦出血收場；如果經常壓力大、憂鬱，就會肝病、肺病，從前的書生動不動就咳嗽、吐血，就是這個道理；腦中出現了吃酸薑的念頭，嘴巴中口水就往外冒；所以經常性的意淫，也就會令身體出毛病。

陰陽平衡要「到位」（上）

《嚴浩特選秘方集》第一集中，還有一個真實的個案，有個大學生經常手淫，結果白天黑夜都遺精，想停都停不住，搞成這樣，其實已經有點危險。

這樣的病，由於無法說出口，去看西醫，西醫不知道你有甚麼病，驗血照X光都照不出毛病，也沒有西藥治「遺精不止」的；去看中醫，中醫把脈後，一定說你腎虛，可以讓你吃藥吃一年半年。這位大學生遇到了東子師傅，東子師傅劈頭就問：「是不是手淫過度？」這樣才把病因說清楚了。

這幾天的文章，都是氣功治療師東子師傅的真實治療個案，有男有女、有年輕人、有中年人，都是因為意淫、手淫過度，而出了毛病。

我問東子師傅，正常的男女交，為甚麼就沒事？他說，因為陰陽平衡了，所以就沒事了。為甚麼陰陽平衡就不會有病？東子師傅說，人就是這樣被造出來的，而且在搞這個陰陽平衡的時候，還要「到位」。本來探討這種事的時候，大家都有點故意板着臉，畢竟不是暢談喝茶看電影一類的話題，但講到這裏，我終於忍不住失笑，大笑三聲之後，問：「甚麼叫『到位』？」

陰陽平衡要「到位」（下）

東子師傅說，正常的男女交，便是陰陽平衡，陰陽平衡就不會有病，陰陽平衡還最好要「到位」，他說，「到位」，就是連避孕套也不要，陰陽腎水自然結合，才達到體內真正的陰陽平衡。我問，如果這樣，人口豈不要爆炸了嗎？

東子師傅看我一眼，雖然沒有答案，但答案是明顯的，大自然造男造女，是為了讓生命不息，不是讓男男女女過癮。如果為過癮，那就是人自己要解決的問題，而人做的事，是不可能完美的。

在主流宗教中，天主教最堅定不許避孕，不許墮胎。我相信，這個古老的宗教原本是站在神、即我們說的大自然的立場說話的。但在這同時，宗教無法兼顧到「想過癮」這另一個自然傾向，隨着社會越來越複雜，也無法解決不避孕引來人口爆炸的問題。不能把這個現象歸納到煩惱無奈，大自然也同時賜與人智慧，智慧出自於煩惱，大煩惱出大智慧。

不用避孕套還有甚麼別的方法？如果你在讀這篇文章，便已經有能力啟動自己的智慧，可以從這個疑問開始，走上充滿知性樂趣的養生探索之路。

腦袋是長在上面的

過度的意淫、手淫都會引致各種各樣的病，包括腫瘤，年紀也不限於年輕人，男女中老年人都一樣會出事。

只有腎水才安得住心火，腎水不斷流失，心火安不住就成了野火，開始燒自己的內臟，這情形好比燒完了蠟油燒燈芯一樣。

至於如何才叫過度，那麼就要自己動動腦筋，英語有句話，叫Don't think with your dick，腦袋是長在上面的，不是長在下面的，不要把下面的用殘了。上面的還保養的很好，因為從來沒有用過。

東子師傅還有一個中年男病人，陪他來的人說，是某亞洲國家的

不要把下面的用殘了，上面的還保養的很好，因為從來沒有用過。

一位政府部門部長，他來是看腰痛，結果被東子師傅看出來：他是手淫過度。堂堂一國部長，居然是個多手仔！如果早知道是這樣的病因，大概一眾跟班也不會把部長的身份給暴露了，說出去的話，潑出去的水，現在想收也收不回去。部長身後站着一排人，人人的臉都紅的好像馬騮屁股一樣。

想想每天這位部長不知道和多少人親切握手，跟班之前還向東子師傅誇口，說來以前，剛從禮賓府出來。真陰功！

事後清潔洗出病

東子師傅當然是講我們中國話，不知道當時部長的一眾跟班有沒有把「手淫過度」四個字翻譯給這位多手的長官聽。是東子師傅把他的腰痛舒緩了，回國以後，又再回來找東子師傅治療。

所以說，智慧不是和年紀、學識、成就、權力與社會地位掛鈎的，是和自己的覺性掛鈎的，時時醒覺到自己在做甚麼，衡量自己在做甚麼，問自己在做甚麼，就不會做過分的事。養生是激發自己鮮活的覺性，有了覺性，心身都健康。

男女交過度當然也有一樣的腎水流失問題。東子師傅還有一種病人，就是大腿兩側和腰痛，這是屬於房事衞生問題，習慣完事以後立即去浴室洗澡清潔，原來也不適合每一個人。

運動以後毛孔開放，水氣會進去腎經，停留在體內。長久以後，就成了個病。患者不是左邊的腰和大腿側痛，就是右邊的腰和大腿側痛，一般來説，是男患者的左邊痛，女患者是右邊痛。解決辦法，是改變習慣，起碼等半小時以後才清洗。已經在痛的，在改變習慣以後，日常生活中注意保暖，濕痛慢慢會退去。

過度手淫怎麼辦

《意淫、手淫、男女交》中提及，有一位年輕人由於手淫過度以致舌頭生紅點。

有讀者來信這樣說：「您在《爽報》提到的《意淫、手淫、男女交》的那位年輕人所罹患的症狀，有紅點於舌，和我一樣，而我比他可能更嚴重……」答：《嚴浩特選秘方集》和《半畝田》中的案例和民間療法，很多是第一手資料，異常珍貴，供大家分享之餘，不要忘記感謝《爽報》和《蘋果日報》提供的平台，像這樣每天讓大眾參與及分享健康知識，在世界上也少有。

問：「……我舌頭非常胖大，而且有齒痕，我知道這顯然是過度手淫的後遺症，而且身體非常瘦，但肚子卻非常臃腫，這又是過度手淫後的水腫現象⋯⋯」

答：過度手淫會影響內分泌平衡，你現在的症狀是嚴重脾虛，《嚴浩特選秘方集》中有健脾祛濕的食療。

問：「我這情況是腎虛嗎？還是命門缺火，缺乏陽氣刺激？有哪種方法可以治療後遺症？我嘗試吃奇異果多天，但水腫問題沒有解決。透過拍打腰部的帶脈排水腫也沒效。其實手淫者可以恢復身體的元氣嗎？」

答：首先要停止手淫，你的配額已經滿了。腎虛、命門缺火、缺乏陽氣、拍打腰部帶脈排水腫⋯⋯這一堆中醫名詞都適合你，但都不及你停止馬騮遊戲重要，除非你想三十歲就開始吃偉哥。停止手淫後，舌頭的紅點會慢慢消滅，跟《嚴浩特選秘方集》中介紹的飲食和休息方法，可以把身體調回來。

你的配額已經滿了

另外一位讀者來信是這樣的：「看了你在Sharp Daily的《手淫太凶後遺症》提及不要太多手淫，意淫都不要，對身體有害。」

「本人從不手淫，但意淫太凶，很多性幻想，沉迷女色，對街上的年輕性感少女有很多幻想，次數頗密，差不多每天都有，請問這對身體有沒有傷害或後遺症？（本人未有女友，未有性行為）。本人不知是否天生男性hormone太多，以致十分好色，才二十出頭，已開始脫髮，十分無奈。想問有甚麼方法可減緩影響？本人都不想那麼好色。」

大自然中，不只是人，動物、蟲鳥、魚蝦蟹需要性才可以延續，連植物也分雌雄。我的窗外就有兩棵木瓜樹，一棵長木瓜，一棵只長高只長葉子，木瓜毛也沒有一根。

這裏有兩個問題，一個是少年禿頭，一個是好色以致停不了意淫怎麼辦？後者只可以去問教皇，他手下的教士搞出來的性醜聞。他解釋說，只怪社會的不良吸引太大，你也可以學教皇怪社會，也可以在這個煩惱中，選擇加強自己的覺性，當意淫的時候，意識到自己在意淫，然後把注意力轉移。我們練氣功的時候，師傅說「精滿不思淫，氣滿不思食，神滿不思睡」，這三句話是甚麼意思，你自己上網查一下。不要意圖一朝解決這個煩惱，這是個大煩惱。但是在解決這個煩惱的過程中，我保證你會獲得大智慧。

網上撿來一個笑話：「林小明問爸爸他從哪裏來？爸爸說，是從門口撿來的；媽媽說，夢醒來時你就在我身邊了；小明覺得不可思議，爺爺又說，是大嘴鳥送來的。晚上林小明寫作文：『這個家太可怕了，已經兩代沒有性生活了！』」林小明可以沒有頭腦，因為他是個孩子。

三十歲就開始陽痿（上）

「本人四十歲，男性，體重六十七公斤，不吸煙，喝一點酒，每星期打五個小時羽毛球（分兩次，激烈出汗的那種）。用了油拔法三個多月了，用的是冷壓芝麻油（在淘寶買的），最明顯的是睡覺好了，一般晚上不用五分鐘就睡着。」

「雖然我以前沒有經常失眠，但好像也沒有這麼容易入睡。腸胃也好像好點了。因為經常在北京，大便都是稀的。只有回到香港才有香蕉形。現在在北京，大便也能有一點點香蕉形了。」

「我也介紹了給媽媽用，她天天失眠，吃失眠藥幾年了，用的是惠康的 Refine 葵花籽油，但用了兩個月，還沒甚麼效果。」

用了油拔法三個多月了，用的是冷壓芝麻油(在淘寶買的)，最明顯的是睡覺好了，一般晚上不用五分鐘就睡着。

「還有，我用了油拔法後，大腿後面和屁股都時不時有麻痹現象(用油拔法前好像沒有)，左腿厲害一點，好像血液堵住的感覺，有時候手臂上也有，感覺挺害怕的。」

我問：「你三十歲以前是否手淫？」

他答：「有，還不少……本人十年前就開始有不同程度的陽痿。看了西醫，開了偉哥給我。我一直依賴偉哥，但這幾年的依賴越來越厲害，而陽痿也好像越來越嚴重……」

三十歲就開始陽痿（下）

手淫太多，三十歲就開始陽痿，要吃偉哥。但是大腿後的麻痹現象不止是這個原因。

我問：「現在還手淫嗎？」

答：「現在少了，加上性生活，一個月還不到兩三次。」

手淫加性生活，一個月不到兩三次？是吃了偉哥以後再手淫嗎？

可惜我沒有問這一句。他想問我有沒有偏方。

習慣完事以後立即洗澡，……一般來說，男患者的左邊會痛，……暫時減少性生活，不要依靠偉哥。

我答：「做『飲水提肛法』、『東坡自我維修法』、『道家補陽法』（已經收錄在《嚴浩特選秘方集第一集》）。還要暫時減少性生活，不要依靠偉哥，首先要戒手多，四十歲了，陰公！」

他又問：「我用了油拔法後，大腿後面和屁股都時不時有麻痹現象，用油拔法前好像沒有，左腿厲害一點。」

我答：「油拔法對你有用，繼續。大腿後面麻痹原因我已經寫過，習慣完事以後立即洗澡，水氣會進去腎經。一般來說，男患者的左邊會痛，女患者的右邊會痛。」

計劃要生小孩（上）

「我的丈夫是外國人，因為年輕時患過睪丸癌，切除了一邊睪丸，所餘下的另一邊比正常男性較小。醫生曾經表示他精子數量不足，要生孩子會非常困難。人工受孕是唯一的可行辦法。」

「他平日身體沒有特別問題，但似乎較同年的男性（三十五歲）易累，而且亦很容易出汗。早前更有出淡汗的問題。我們計劃要生小孩，但我不希望一開始就嘗試人工受孕，不過就算我們性生活頻密（每星期最少三次），但仍然無起色。我們都知道跟精子數量不足有關，不知道有沒有甚麼偏方可以幫他調理調理？」

太頻密的性生活是不適宜的，因為他的身體不夠時間製造足夠多、足夠健康的精子。

周小姐，鑑於你先生的狀況，太頻密的性生活是不適宜的。因為他的身體不夠時間製造足夠多、足夠健康的精子。一星期三次性生活的頻率，不但使精子數量不合格，還會造成腎虛，「較同年的男性（三十五歲）易累，容易出汗，有淡汗」，這就正是腎虛的典型表徵了。

可以去藥房買一盒測試排卵期的試紙，大概二百多元，按照說明，準備要預測自己的排卵期。

同時在你預計的排卵期之前，最好有一個月的時間，你和先生不要有性生活，目的是讓男方身體有充份的時間製造出足夠的精子量。

有一個補腎食療，對女士也有暖宮的作用，夫妻在準備懷孕期間每天飲用或隔天飲用都可。

計劃要生小孩（中）

睪丸正常的男人去做精子測試之前，需要五天時間禁止性生活，以產生正常數量的精子。

換句話說，如果想懷孕，健康正常的男人也要在妻子排卵期之前起碼五天不可以與妻子行房。一個最基本的常識：只有在女性排卵期內發生的性生活才有助於懷孕，而女性的排卵期每個月只有約兩天。

過去，醫生會教計劃做媽媽的女性每天早晨量度體溫來判斷是否進入排卵期，現在，有一種專門可以測試排卵期的測試紙，據說準確度達百分之九十九（在藥房有售）。

一旦進入排卵期，則可以每天一次性生活，甚至兩天三次，以增加受孕機會。以周小姐夫妻的特殊情況，在排卵期內，可以每天一次性生活。

由於精子進入女性體內後，其生殖能力還可保留一至兩天，所以在排卵期之前兩日的性生活也都有可能幫助懷孕。

先生多汗及出淡汗，是腎虧，與太多性生活不無關係。有一個補腎食療，對女士也有暖宮的作用，夫妻在準備懷孕期間每天飲用或隔天飲用都可：

海馬一隻，杜仲二十克，淮山三十五克（最好是新鮮淮山，市場或超市有售），核桃仁三十五克，瘦肉一塊，用燉盅隔水燉兩小時，服用。核桃和淮山可以一併吃掉。

計劃要生小孩（下）

男性每次射精的精子數目有多少？答案比大部份人的猜測都多：約兩億，然而其中近百分之四十都是畸形的，幸好他們沒有讓卵子受孕的能力，所以這批劣質精子不會產生畸形嬰兒。

女性的生殖通道呈酸性，而男性的精子呈鹼性。所以，女性體內的環境對精子的生存其實非常艱難，最終能成功受孕的，普遍而言，在兩億個精子中最後只有一個，其他的一億九千九百九十九個已經在途中回天家了。生命從一開始就是不容易的，需要最頑強的意志和最強的體能才能完成使命。我們每一個到了人間的個體，都是這個頑強生命的延續。

準媽媽們，在房事之後要盡快將臀部墊高，至少休息兩小時，以幫助體內那群奮戰的勇士可以更順利地前進。

所有體弱的精子在還未到達女性的子宮口前就已經覆滅，而女性的子宮頸還會分泌一種黏液，這種本身用來防禦病菌的黏液對強壯的精子而言，像是一堵果凍做成的牆，精子必須經過它才能進入輸卵管，而這個過程，約歷時兩小時，比我們看一部攻堅奪壘的戰鬥片還要長，還要艱辛。等精子進輸卵管後，之前兩億的龐大軍隊只剩下約五百精壯，他們必須在輸卵管中逆流而上，爭奪製造生命奇蹟的唯一機會。

準備懷孕的準媽媽們，在房事之後要盡快將臀部墊高，至少休息兩小時，以幫助體內那群奮戰的勇士可以更順利地前進。

第五章

病向淺醫　勿讓「傷」「感」延

不過不要輕視感冒，……會引起心肌炎，甚至致死。感冒還能引起急性腎炎、風濕熱、風濕性關節炎、風濕性心臟病等。感冒不清會一直潛伏在身體中，……

抗生素把感冒的症狀壓住了，但病毒還在身體中，結果更危險。……用錯了，會越吃藥越病，大文豪蘇東坡原來就是這樣死的。

人有人性，藥有藥性，每味藥都有不同的脾性，服用不當就會引發嚴重的後果，哪怕是小小的感冒。

感冒有兩種，風寒引起的虛寒，飲用咖啡有效，風寒引起的風熱，無效。最好服用銀翹解毒散。

熱鹹檸檬茶治感冒

平時有感冒，除了吃西藥和中藥，還有其他的食療。

熱鹹檸檬茶：新鮮檸檬切一、二片薄片，放鹽約一克，搆熱開水一杯。熱喝很好喝，放久了會變苦。熱鹹檸檬茶能順氣化痰、消除疲勞，飯前飯後都可以喝，不會傷胃。每一杯可搆三次，第二、三回搆時，不需再加鹽，不可以搆冷開水。在感冒剛開始時每天多喝幾杯，就不至於惡化，而且好得很快。

檸檬經熱開水加熱後，會產生一種類似天然的類固醇，能解除感冒，和消除體液循環淤阻引起的扁桃腺充血，就是我們說的喉嚨痛。同時鹽巴可平衡體液，中和疲勞引起的痠痛。

不過不要輕視感冒，……會引起心肌炎，甚至致死。感冒還能引起急性腎炎、風濕熱、風濕性關節炎、風濕性心臟病等。感冒不清會一直潛伏在身體中，……

食療不是抗生素，不會馬上消除感冒症狀，但會協助身體恢復健康。有時候，身體需要把溫度提高好把細菌「燙死」。不過不要輕視感冒，感冒是一個常見病，大多數是輕症，休息幾天，多喝水多吃蔬菜水果，吃少量感冒藥就痊癒，不要輕易吃抗生素。但有極個別的重症感冒、發高熱會引起心肌炎，甚至致死。感冒還能引起急性腎炎、風濕熱、風濕性關節炎、風濕性心臟病等。感冒不清會一直潛伏在身體中，這時候一定要看中醫清感冒。

下次講感冒的故事。

感冒的故事（一）

市面隨便可以買到的、含抗生素感冒藥其實是沒有根據的。

按照西醫的角度，感冒被列入「世界十大疑難病症」，這是因為感冒病毒已經達一百多種，而且種類有越來越多的趨勢，要想完全認清這些病毒是不可能的，有甚麼道理一種抗生素可以治一百多種病毒？抗生素把感冒的症狀壓住了，但病毒還在身體中，結果更危險。

從中醫的角度，感冒在不同的季節有不同的表現，在冬季多屬風寒，春季多屬風熱，夏季多夾暑濕，秋季多兼燥氣，梅雨季節多夾濕邪。不同季節引起的感冒，要用不同的藥。如果用錯了，會越吃藥越

抗生素把感冒的症狀壓住了，但病毒還在身體中，結果更危險。……用錯了，會越吃藥越病，大文豪蘇東坡原來就是這樣死的。

病，大文豪蘇東坡原來就是這樣死的。這是個真實的故事，是清代醫家陸以湉所撰寫的《冷廬醫話》記載的，從前都沒有見過在別的文獻中有記載。

蘇東坡會開藥，他開的藥曾經在瘟疫流行的時候救了很多人，後來他被貶到海南島當個芝麻綠豆官。從海南回來的時候，那是西元一一〇一年，離今天九百多年前。蘇東坡六十六歲，他在蘇州的一個叫儀徵的渡口遇到了一位好友，這位朋友約他到附近的西山遊覽。

蘇東坡先是誤食黃芪，後又用人參補氣，犯了「虛不受補」的大忌，最後抱病而亡。

感冒的故事（二）

我的老家是蘇州東山，原來蘇東坡來過我們老家附近。

這時恰好是酷暑，蘇東坡有些熱不可堪。但人家邀請，又不好駁人家的面子。晚上，蘇東坡覺得疲憊、燥熱，就到舟外乘涼以解暑氣，還服用了很多冷飲。半夜，他腹瀉不止，凌晨已經虛弱不堪了。蘇東坡雖然懂醫藥，但是他忘了一個重要的事情：在盛夏的時候，不可以喝冷飲。

早飯時他特意服用了黃芪粥，感覺舒服了很多，中午又被朋友約去聚餐。在筵席上，蘇東坡突然又腹瀉不止，朋友見他身體不舒服就送他回船休息了。蘇東坡認為是濕毒發作，便自己開了個方子：人參、茯苓、麥門冬三味藥，煮濃汁服用。三天後，蘇東坡啟程離開蘇州，但病情日漸嚴重，各種藥物都用盡了，也沒甚麼效果，半個月後就病發身亡了。

以現在的觀點來看，蘇東坡得的應該是腸胃型病毒性感冒。他久居海南島，突然來到暑濕之地，先受熱，後受涼，再加上連日勞累，所以引發疾病。如果他用清涼之藥，慢慢調養幾日就可以了。然而，蘇東坡先是誤食黃芪，後又用人參補氣，犯了「虛不受補」的大忌，最後抱病而亡。

感冒的故事（三）

黃芪、人參、茯苓等皆是補藥，而蘇東坡的腹瀉是受了外邪的侵襲。

受了外邪自然應該驅除，這就像一個人家裏突然闖進一條野狗一樣，正確的方法是打開門將野狗趕出去，而一些人則採取關門打狗的方法。這樣一來，狗急跳牆，家裏的許多傢具古董都被打碎了。蘇東坡誤食補藥就是這樣，外邪不除而食補藥，結果將外邪補進了體內，越補邪越重，這就是他最後牙齒流血的原因。所以，與其說蘇東坡是因病而亡，還不如說他是因醫而亡。

我經常在專欄中寫，不要亂補。人有人性，藥有藥性，每味藥都

人有人性，藥有藥性，每味藥都有不同的脾性，服用不當就會引發嚴重的後果，哪怕是小小的感冒。

有不同的脾性，服用不當就會引發嚴重的後果，哪怕是小小的感冒。

一個好的中醫會利用天人合一的整體觀念去治病，比如民國的一位醫聖彭子益就是，好的中醫不僅辨病，而且辨人，辨氣候萬象。

有一位為中央首長看病的大夫胡維勤說過一個故事。在他小的時候，家鄉的一位老中醫特別善於「猜病」，他不僅可以通過診脈「猜」病，還能根據氣候預測流行病。

感冒的故事（四）

有一年春季，他告訴人們這一年得病的將是孩子。症狀是發燒、氣喘，而且一邊臉蛋通紅，另一邊臉蛋發白。

人們都不信，發燒怎麼會單是一邊臉蛋紅呢？他並不理會別人的猜疑，而是讓手下人抓緊備藥，並準備了兩個方子。他說，流行病一發，一部份人會找中醫，另一部份人會去西醫院，而從西醫院出來的孩子將會小臉青白、虛弱、厭食、夜驚……所以，其中一部份還會再來找中醫，因此要準備第二個方子給這一部份的孩子。

不久，第一批孩子「如約而至」了，真的是一邊臉蛋通紅，另一邊臉蛋是白的！很快，第一批藥就分發光了，他又讓人加緊趕製第二批藥。這時，那些從西醫院回來的孩子也上門了，一個個小臉青白，啼哭不止，第二劑藥就派上了用場。等第二批藥發完了，這個春天就過去了。

不同的季節用不同的感冒藥，秋天的時候飲用清熱利濕感冒茶，是反了症，反而會發燒、頭痛、腹瀉。秋天節氣乾燥，感冒是風燥型的，應該袪風潤燥。春天感冒服用甚麼好？下篇再講。

春天感冒四豆飲

春天最易得感冒，春天的感冒，有頭暈、眼睛怕光、脹痛的症狀，懶懶的，然後會發燒，甚至抽筋。

春天感冒，第一要點：切忌散風藥與清熱藥。我以前介紹過醫聖彭子益開的四豆飲，以下再寫一次：黃豆二十粒，黑豆、綠豆、白飯豆各十五粒煎服(白飯豆，大大的很白，也叫白芸豆)。

多放水，煮到稀爛，取濃湯溫服。隨煎隨服，不可放涼或隔夜。這個劑量是給小孩吃的。尿量多、出汗的兒童，不用加白飯豆。這個四豆湯還專門治猩紅熱。得了猩紅熱，孩子會嗜睡、不想吃東西、咳嗽、打噴嚏、目紅含淚、睜不開眼、想吐、咽喉痛、拉肚子、小便多。

醫聖彭子益説：猩紅熱用四豆飲，自病初起以至復原，皆用此方，有百益而無一害。

如小便短少，是因為脾濕。四豆飲除去黑豆、綠豆、白飯豆，單用黃豆六十粒，加淮山二錢。

如仍小便短少，是不只脾濕且兼腎虛，除去黑豆、綠豆、白飯豆之後，用黃豆六十粒，加淮山二錢，加巴戟天五分，以溫補腎氣。

因過量使用消炎藥物和抗生素，導致出現低燒，昏迷不醒，小便短少，吐瀉、四肢冷，在四豆飲中，加入巴戟天兩克。只要小便數量增多，就是好轉的跡象。大人在這個份量上加倍。

咖啡治感冒實戰

老朋友、老同事皺大剪接師打電話來，劈頭就問：「我感冒兩天了，看了西醫，吃了兩天藥，現在冷得發抖，怎麼辦？」

皺大剪接師多次得過金馬和香港金像獎。我問，老婆在身邊嗎？「不在，出差了，就是老婆不在身邊嘛！」隔著電話，也能感覺到皺大剪的委屈，老婆不在身邊的男人很可憐，好像沒人管的小狗。在這方面，女人好像比較獨立。又問，你現在在甚麼地方？「在公司。」

孤家寡人感冒難受，還要上班，再加發冷，還要冷得發抖，友情急診和藥物急診一樣重要，可是他人在公司，有甚麼好搞？好吧，喝一杯滾熱的咖啡加黃糖（brown sugar），喝完以後，再灌幾杯滾燙的熱開水，把衣服裹緊，目的是讓自己出汗和排泄。到了下午通電話，他說，已經好了！人喝完咖啡以後，一出汗，馬上覺得精神，也不再發冷發抖。

我又建議說，去超市買一包花椒。晚上回家，隨意放一把在一鍋滾水裏，滾二十分鐘，倒在一個桶裏，桶越高越好，加冷水到剛好可以把腳放進去泡，水越燙越好。用大毛巾把雙腿和桶蓋住，不要讓蒸汽出來，同時手邊預備好一壺滾水，桶中水一涼馬上加滾水，把水桶中的水加得越高越好。不能吹風和冷氣，把自己裹起來發汗，泡腳需要四十分鐘，要在泡腳以前洗澡。泡腳後立即擦乾汗，換衣服睡覺。

第二天早上，皺大剪短信留言：「我有用花椒泡腳，有效，多謝賜方。」他的感冒徹底清了。能為朋友做點甚麼，真好！

咖啡祛濕以外，也可以舒緩肌肉，所以身體酸軟也減輕了；咖啡又因為可以擴張血管，促進血液循環，所以感冒引起的頭痛也減輕了。

咖啡再戰感冒錄

天氣逐漸轉涼，患感冒的人也多起來，這回輪到我老婆。

她喉嚨痛、全身酸軟，我發現咖啡治感冒效果很好，便慫恿她也試試這個食療。其實所有的食物都是藥物。吃對了，吃錯了，都對人體有影響。不過，她在喝咖啡以前，我先讓她吃早飯，喝咖啡不能空著肚子。

有朋友在上午喝咖啡退了感冒，卻變成胃酸過多，我懷疑是因為空肚子喝咖啡的原因。如果本來就胃酸多，那麼除了不能空肚喝咖啡，還不能加糖。咖啡能治感冒，是因為它有祛濕的作用。身體受了風寒，加上有濕，就把寒氣困住了。去了濕，寒氣自然排除。人住在南方，十個病九個都和寒濕有關係。

老婆吃了早飯喝了熱咖啡，便開始煲電話粥，煲完電話粥，她過來説身上已經在出汗，人也精神了。這時我人在廚房裏，順便把一隻番茄用白水煮熟，去皮，加上黃糖，讓她當甜品一樣吃掉。黃糖就是紅糖，具有益氣養血，健脾暖胃，驅風散寒，活血化瘀的功效。

咖啡祛濕以外，也可以舒緩肌肉，所以老婆因為感冒而引起的身體痠軟，也在喝咖啡後減輕了；咖啡又因為可以擴張血管，促進血液循環，所以感冒引起的頭痛也減輕了。本來用薑煲咖啡對去感冒更好，但老婆堅持説她的感冒是「熱性的」，喉嚨痛，不能用薑。這也有道理，加上秋天也不適合多吃薑，所以便算了。咖啡一天不能多過三杯，多過反而成了禍害也！

咖啡不能治的感冒

寫了兩天咖啡對感冒有效。第三天，天師伍啟天來我家，說起咖啡治感冒。

他說，感冒有兩種，一種是風寒引起的虛寒，這一種飲用咖啡有效。另一種是風寒引起的風熱，這一種無效。虛寒的症狀，是舌苔淡白兼口淡，有可能咽喉痛；風熱的症狀是舌苔黃，口苦、口乾、咽喉痛、頭疼。舌苔的顏色是可以自己看到的，伸出舌頭照一照鏡子，便可以分辨出來，看口唇的顏色也可以分辨寒熱，虛寒體口唇無血色，風熱體口唇赤紅色。

風熱引起的感冒，最好服用銀翹解毒散，我問，「銀翹解毒片」是

感冒有兩種，風寒引起的虛寒，飲用咖啡有效，風寒引起的風熱，無效。最好服用銀翹解毒散。

現成的中成藥，是否一樣？天師說，銀翹解毒片見效慢，也有可能無效但服用銀翹解毒散後二十分鐘至半個小時，便解除頭痛和退燒，其快速效果不下於西藥，對中暑也有效。

經常患風熱感冒的讀者，銀翹解毒散多預備一點，放在家中看門。銀翹解毒散：銀花三錢，連翹三錢，葦莖五錢，竹葉三錢，淡豆豉三錢，桔梗二錢半，甘草一錢半，牛子三錢，薄荷一錢半，荊芥兩錢。打成粉裝在密封瓶裏，放在雪櫃，每次兩湯羹，用滾水泡焗五分鐘後喝。

如果晚上用花椒泡腳，更好的徹底。感冒不清很討厭，感冒內傳，會引起重病。泡腳的方法前天已經講過。小孩減半，用一湯勺便可。

雪梨蒜頭治咳嗽

讀者阿竣來信：「很感激於《蘋果》副刊內有一個平台，讓讀者分享治療不同疾病的偏方。」

「以下是一份關於治療咳嗽的偏方。最近我家祖母身體狀況欠佳，可能是天氣的影響，被咳嗽纏繞了一段長時間。當中病情曾經有好轉，後來又忽然復發。外婆介紹了一個偏方，我祖母服用過後，於兩天內病情有明顯好轉。」

「偏方的做法和用料十分簡單：在一碗滾水中，用一個雪梨（去皮、去核，切成幾片），加上約八顆蒜頭，少許冰糖，放進燉盅裏，再透過高壓煲隔水燉約十五分鐘，便可飲用，喝水吃雪梨。不用高壓鍋，用一般的鍋燉也可以。」

「……長期受支氣管炎困擾的朋友們，這個偏方亦應該能舒緩你們在天氣轉變時所帶來的煩惱。」

「我祖母本身是長期病患者，而且身體情況欠佳，不過服用此偏方時未見對她的病情帶來什麼影響。至於我的外婆（推介偏方者），她從小每逢天氣轉變就會咳個半天，這個偏方亦往往能有效舒緩她的病，因此長期受支氣管炎困擾的朋友們，這個偏方亦應該能舒緩你們在天氣轉變時所帶來的煩惱。最後謹祝讀者們，特別是年長的一輩，身體健康，生活愉快，亦祝願嚴先生工作順利。」

阿竣的來信洋溢着愛心，謝謝阿竣！這是又一個讀者分享的治咳嗽偏方，另外一個是用一片薑烤熱了以後，在後頸的頭髮線與第一節脊椎骨之間來回擦。第一節脊椎骨叫大椎，在大椎兩邊也要多擦幾次，每次三分鐘左右。小心力氣不要太大，有位讀者寫信來説把自己老公的後頸皮膚都擦破了。

遺傳性鼻敏感之戰（一）

讀者Gloria來信說，她自從在《蘋果》上看到亞麻籽油加到白飯中治好了鼻敏感的真實個案後，馬上買來試，但她有很大的反應，在好轉的過程中還覺得暈眩：

「……所以現在我還在努力痛苦堅持中。話說我是遺傳性鼻敏感，自出娘胎到現在三十幾歲，鼻敏感從沒離開過我，而且我是家中最嚴重的鼻敏感患者。回想起十幾歲的時候，更曾經因為每天夜裏鼻竇痕癢而不自覺地搓鼻。早上起床，枕頭上都是血，更試過因為搓鼻搓到微絲血管爆裂，在洗手盆上一直滴鼻血。後來更要去耳鼻喉專科焊鼻。」

「到了廿多歲，總之有甚麼外來因素刺激了鼻子、或者開始感冒，在幾小時以內，或者睡醒一覺，就會馬上演變成鼻竇炎。到現在三十多歲，因為工作關係經常浙江香港兩地跑，由於浙江和香港的氣候不同，我每次旅行之前，都要預早吃一些抗鼻敏感藥來防止發作。直至最近看到那篇亞麻籽治好鼻敏感的文章後，我就開始服用。」

「第一天，沒有甚麼不良反應，第二、三天，鼻竇開始痕癢，如是者，越來越嚴重。除了鼻竇痕癢，開始不停流鼻水打噴嚏，只要頭往上仰，鼻水就如瀑布一樣倒流，而且鼻子不只晚上睡覺時塞，白天也塞，坐着站着都塞，連耳朵也塞住了。眼睛早上起床時很乾，上顎也乾涸得很辛苦。於是我去看西醫，西醫説是鼻敏感而不是感冒，但吃了藥後跟從前不一樣，一點效果也沒有。」

遺傳性鼻敏感之戰（二）

Gloria：「看中醫，醫生說初起感冒，吃兩劑一定搞定，我吃了三劑都還沒有好。」

「在這個過程中，我上網查找一些關於食用亞麻籽後，會否出現好轉反應的有關資料。終於給我找到了，說在過程中，是有輕微反應的。於是我安慰自己，人家小妹妹吃七天醫好鼻敏感。我三十幾年的頑疾，反應一定很強烈，醫治時間一定會更長。我一定要克服，一定要有耐心。我繼續堅持天天吃，我爸媽也跟着我吃，他們也有輕微的反應，那些反應也是對應他們從前的病或患處。不過他們的好轉反應不如我強烈，有些反應一、兩天就慢慢消失，只有我在痛苦堅持中……」

「甚麼動力能使自己有信心堅持下去!?第一，我相信嚴先生。第二，亞麻籽真的是健康食品。本人吃素，喜歡看一些健康書，所以瞭解和喜歡健康療法。你的兩本書，我已買給媽咪看(是媽咪在報紙上看你的文章後介紹給我看的)。第三，除了鼻敏感這個問題外，其他身體的病痛，如胃潰瘍，(因為工作壓力，胃會經常不舒服，我曾照胃鏡，表面有損，但沒有幽門螺旋菌)，吃亞麻籽後，不知不覺已經沒有胃不舒服。第四，來經前和來經中的不舒服，不見了。現在吃了兩個星期，只剩下鼻敏感的不適仍然纏擾我。」

遺傳性鼻敏感之戰（三）

Gloria：「鼻塞情況慢慢好轉一些，鼻水變鼻涕，喉嚨有時仍有些微痕癢而導致咳嗽。」

「耳朵仍然塞得很厲害，好像隔了一層厚厚的牆，捏住鼻孔，用氣迫也迫不通的，說話時鼻音很重，不知道的人還以為我大傷風。呵呵，眼睛耳朵鼻和喉都是相通的，我知道它們仍然在努力調節中……。想請教一下，我現在這個情況，有甚麼方法可以盡快舒緩，尤其耳朵塞這個情況……。祝身體健康！」

我回答：「我本來也是鼻敏感，現在基本上好了。我的經驗，是每天早上行山，天氣冷更好，一年以後已經不一樣。同時，可以試試每天泡腳，《嚴浩特選秘方集》中有泡腳方。」

我還介紹了一篇我在《飲食男女》上寫的治療鼻敏感文章給她參考，內容大概如下：「鼻敏感不可以抽煙，會越來越嚴重，皮膚也越來越差；鼻敏感的人還不可以着涼，百分之九十的鼻敏感都是因為體寒引起，所以鼻敏感的人在冬天症狀會加重；鼻敏感的人還不可以用冷水洗臉；總之，一切與『寒』和『涼』有關的東西和生活、飲食習慣都會令鼻敏感加重。」

這是除了冬天的戶外運動之外，堅持一個冬天每天早上行山、或者公園運動以後，鼻敏感會大大改善；但不能在海邊，海風對身體沒有好處。文章中還有「……生冷果汁要早飯後兩小時喝。水果要在飯前吃，還要永遠告別冷飲。寒性體質是可以改變的，但要自己幫助身體改變……」

遺傳性鼻敏感之戰（四）

Gloria：「原來收到回覆，是非常非常開心和激動的，明天一早要跟媽咪說，她一定比我更激動，真謝謝你，你的回覆令我增加了信心與動力。」

「你說的泡腳，我和媽咪天天都有泡的。我從前身體很差，莫說冬天手腳冰冷，連夏天很多時候也是冰冷的，自從泡腳後，這個情況就慢慢消失了。現在我天天堅持泡腳，也泡了幾個月了。連喝飲料也不喝冰的，希望現在養生也不遲，哈哈……」

「至於布緯療法，我也很想試，但因為茅屋芝士有奶的成份，我暫時不能吃。是這樣的，我本身除了有遺傳鼻敏感外，還有遺傳的乙肝，現在正在看一位專醫肝炎的中醫師，他説肝炎的人最好不要吃奶類製品，吃了的話，菌很難殺死。」

「我阿姨也是按照該中醫師的療程與忠告，本來細菌指標非常高的她，每次療程下來，細菌指標都一直下降。原本最近差不多可以把乙肝醫好，但前段時間因為女兒嫁得好而心情大好，太開心了，沒有戒口亂吃食物，吃雪糕喝奶茶等等。最近一次驗血，菌不但不減少反而反彈回升。醫生馬上問她，是否沒戒口，她後來自己才説出來。所以奶類製品我暫時也盡量不吃。」

有肝炎、有膽石的患者，身體特別容易過敏，我現在明白了為甚麼Gloria對亞麻籽會有那麼嚴重的反應。

以後我會介紹一個清肝、清膽的方法，肝和膽乾淨了，身體就不容易過敏。

遺傳性鼻敏感之戰（五）

Gloria的中醫對奶類食物的說法一定有他的道理，但根據台大醫院的研究，「一般肝硬化病人並不需要特別限制蛋白質，但是有肝昏迷傾向時，則須減少蛋白質。深度肝昏迷時，則應完全避免含有蛋白質的食物，僅以果汁及少量的米湯供應，待病情好轉時，再逐漸增加蛋白質的量。」

如果是乙肝，「但肝功能及超音波皆正常，慢性肝炎患者或是早期肝硬化的患者，在飲食上並不需要特別限制。只要飲食均衡，採新鮮、清淡、自然的飲食、少吃刺激、辛辣、添加過多人工香料及醃漬、燻烤的食物即可。」

根據布緯博士的研究結果，布緯食療也可以治肝病。這個資料只供參考，大家對布緯食療的認識不多，有很多懷疑。所以我建議，在西藥治不好、中醫也治不好、在針灸和一切已知和未知的治療方法都試過，都治不好的情況下，才嘗試布緯食療。

Gloria：「至於鼻敏感這個難纏的病，我繼續抗爭中。這二天，我繼續吃中藥的同時，當然堅持食亞麻籽油，鼻水已經變鼻涕了，沒有再倒流以致咳嗽，耳朵慢慢感覺到在開始調整了。有時醒鼻涕時，耳朵會突然某邊通一通，有『噗噗』的聲音。那種跟外界距離拉近的感覺真的非常開心。」

遺傳性鼻敏感之戰（完）

Gloria的遺傳性鼻敏感引起耳朵堵塞，在服用冷榨亞麻籽油以後：「突然清澈晴明，雖然只是一瞬間，但因為期待盼望已久，所以特別開心，馬上會跟媽咪說，我的耳朵通了！

「我知道，我距離成功近一步了！過幾天，我又快去浙江工作了，下次回來時應該是六月中左右，到時我不再吃鼻敏感預防藥。看看回來後，鼻敏感是否會復發。哈哈……我家有隻大肥貓，到時一試就知道！」這是貓的毛可能會再度引起鼻敏感的意思。

除了冷榨亞麻籽油，有一劑治鼻敏感的食療也很有效，這是台灣的「五代中醫」推薦的，「吃完快則一天，慢則數日，過敏症狀即會改善。體質恢復之後，只需久不久吃一次做為保養即可。」

桂枝白芍瘦肉湯——材料：桂枝二錢、白芍二錢、東洋參片二錢、紅棗六顆、生薑四片、瘦肉十片。（東洋參可以用參鬚、高麗參、吉林參等代替。）

做法：一，先把少量豬瘦肉片用滾水灼熟。二，肉片及所有藥材放入一個大瓷碗，加入三碗水，放入電鍋燉煮半小時。三，加幾滴米酒調味，若給小孩食用，米酒可酌量減少。（可在晚餐時一並食用，吃肉喝湯。）不適合：熱感冒，燥熱體質，易口乾舌燥、便秘、大便硬，火氣大及腸胃有熱者。

如果要從根本上改變體質，還是服用布緯食療有效。有人不知道自己是否對亞麻籽敏感，有一個測試的方法：把幾滴冷榨亞麻籽油塗在皮膚上。幾個小時以後，如果有敏感反應，那就是不適合服用亞麻籽了。

懂得觀察自己的身體反應，並冷靜做出判斷，這份覺性，是養生的首要條件。

再談遺傳性鼻敏感之戰

在與遺傳性鼻敏感作戰的Gloria繼續來信：「來到大陸，因為工作關係，最近也很難每餐吃到亞麻籽油。鼻子因為之前喝了冷飲，這幾天鼻竇還在癢。」（嚴浩按：鼻敏感是寒性身體，一定不可以冷飲、冷吃，要注意保暖。）

Gloria：「我打算買個小小的玻璃瓶，把油放進去，天天倒足夠份量進去，一定要天天吃。我發覺在暈眩過程中，份量不足或甚至沒吃，會有惡化的傾向，一定要堅持天天吃才行。」Gloria吃了冷榨亞麻籽油以後有一些暈眩感覺，但發現如果繼續吃反而好了，證明她對亞麻籽油沒有不良反應。Gloria懂得觀察自己的身體反應，並冷靜做出判斷。這份覺性，是養生的首要條件。

Gloria：「我想我的鼻敏感需要長期的作戰，畢竟是三十幾年的遺傳病，而且我浙江香港兩地跑，兩處地方的空氣環保濕度都很不同……。你介紹給我的那個醫療鼻敏感有肉的湯，我是不會試了。我的觀念是，沒有嚴重到死的那一步，我是不會殺生，以眾生的命去換自己的命的人。我寧可自己辛苦一點，多吃亞麻籽油吧！哈哈……」

如果吃素，一定不可以吃人工造的假肉，要吃螺旋藻。

Gloria：「為了感謝你讓我認識亞麻籽油療法，油拔法，提肛法，布緯療法等等這麼好的自然療法。下次你有機會跟太太來浙江，我跟男朋友請你們吃飯。不過是吃素的喔，因為我們都是吃素的！哈哈……」

第六章

萬里情牽
齊耕一畝田

亞霞來信帶出了三個重點：一、不要亂吃抗生素；二、油拔法在感冒的時候，更應該繼續做；三、更年期體質差。

人是大自然的產物，天既然生你，天一定養你，一切加工的食物都是弊多利少。

下次不要空肚吃螃蟹，吃螃蟹前也要先喝一小杯紅糖薑茶。

脫頭髮有好幾種原因……飲食清淡、少食刺激性食物……生薑治落髮：將生薑切成片，……經常變換頭髮分界線。

小針刀療法來自民間，……要在陽氣最旺時才可進行……

治失眠，古方報捷

問：「本人是透過飲食男女雜誌看到你介紹的一個千年古方治失眠。」

「我丈夫一直睡眠不穩，雖然他平日工作很忙碌，到夜間都會感到很疲累，工作壓力不是很大只是辛勞居多，可是不論他多疲倦，睡眠到半夜就會醒來，一直輾轉反側到天亮無法再入睡。直到看到你所介紹的古方，我就嘗試去買回來煲給他喝，也有喝了四至五日，結果真的開始有點效果出來。他說睡眠時間明顯長了，而且睡得很深（有時更會打呼）。我除了很想感謝你的好介紹之外，還想請教一下嚴浩先生，這個古方應該要飲用多少次就可以停止呢？還是要不斷或隔幾日去飲嗎？讀者——JB」

答：「謝謝你的分享！他一天不退休，一天不可停。不過可以試試兩天一次，要注意調整。每人不一樣，不舒服就停。」

問：「好多謝你這麼快就給我回覆。但我還想請教你一下，因為我丈夫有糖尿病，現在正長期看醫生及服藥，再加上飲食上的控制，現在血糖的指數都很好，長期是在四至五之間。可是聽朋友說紅棗糖分高，所以我想問一下，如果有糖尿病的病人可以長期飲用這個古方嗎？讀者——JB」

嚴浩搞養生，不是搞醫生，所以馬上請教天師，答案是肯定的。答：「糖尿病人可以吃紅棗，如果不放心，吃完以後量一下血糖，自己一定要注意調整。」能安眠，身體就開始復原了。下篇講這個出師得捷的「千年古方治失眠」。

治失眠古方

失眠有很多不同的原因，我如果多喝了兩杯，半夜一定醒來，喝多了是醉不是眠，醉醒以後反而失眠。

反之，我老婆睡前喝半杯紅酒，便睡得很安穩。精神焦慮、壓力造成神經衰弱會失眠，另一種是睡眠不深、多夢、越睡越累。這種情況，通常是在應該睡覺的時候，卻在電視機前打瞌睡、或者一到晚上便開始東摸摸西摸摸，令到已經很累的腦袋無法休息，太累了，反而睡不好。晚餐吃太多、太少都會影響睡眠，宵夜以後飽着肚子睡，一定睡不安穩。長期失眠會引起憂鬱、煩躁、總是想哭、愛發呆，有一條《金匱要略》上的千年古方「甘麥大棗湯」，簡單又有效，有以上狀況者都適用。

有的人脾不好，吃甜以後胃脹，就少喝一點。這服千年延壽「甘麥大棗湯」可以常年喝。血脂高、高血壓、肝病不適合這個食療。

甘麥大棗湯：甘草一錢，小麥三錢，紅棗(去核)十五粒。三碗半水，大火煲滾轉小火，煲成大半碗。睡前一到兩小時喝。

有的人脾不好，吃甜以後胃脹，就少喝一點。這服千年延壽「甘麥大棗湯」可以常年喝，還有個更簡單的喝法，把三樣東西泡滾水，焗在暖水杯中一個白天，到了晚上便可以喝了。

血脂高、高血壓、肝病也會引起失眠，但不適合這個食療。

「甘麥大棗湯」也適合因為更年期引起的心煩、睡不好，藥量換成：甘草十二克，小麥十八克，紅棗(去核)九粒。三碗半水，大火煲滾轉小火，煲成大半碗。手心熱、腳心熱、舌頭發紅，用生甘草。

小麥在街市買。如果夜間有盜汗，改用浮小麥，就是浮在水上、乾癟的小麥。

鹽治牙周病

牙醫為病人補牙、杜牙根、鑲牙……都是手藝，有一定的技術難度，有的牙醫手巧，有的手笨。

遇到手笨的，病人就吃大虧，我就是其中一個吃大虧的病人。那個該死的笨蛋把我的大牙根杜不乾淨，卻告訴我，這隻牙「以後都會瘮瘮軟軟的」，快兩年過去了，到現在這隻牙都是瘮瘮軟軟沒法正常使用，而且有一年時間中，牙肉腫有膿，膿包有時候會脹的裂開一個小口，但膿無法排出。

有一天我看見老婆用鹽水代替漱口水在漱口，我便沾了一點鹽在手指上，直接擦在那個膿包牙醫搞出來的膿包上，一面擦一面生自己的氣，心裏說你自己天天寫健康文章，怎麼會找到這樣一個膿包牙醫？一定要把你的嘴當豬嘴擦……

就這樣手下不留情狠狠地用鹽擦牙肉上的膿包，居然擦了兩天便開始流膿，卧榻之旁，豈容猛虎，我繼續對那個盤踞在嘴裏一年多的膿包下毒手，斷斷續續，兩、三個星期以後膿包不再，牙肉平復如初，從夏天到現在冬天再無復發，但那隻被牙醫搞壞的牙已經是不會好的痠痠軟軟了。這個經驗，想不到引出來另外一個故事。

牙周病讀者來信

「……我和身邊的朋友都很留意你的秘方，每當有新的，我們都會互相交換，希望大家一齊分享。」

「我之前買了一本《嚴浩特選秘方集》，因我老闆娘很喜歡，但剛好她說買不到，我就送給了她，我想你一定會再加印再出，我有信心我能買回。……你的書集不但有民間秘方，還有教我們做人的道理，這也是我們喜歡的原因。」

（嚴浩很感激這份鼓勵，日本人研究的結果，對杯清水說『我愛你』都會改變水的分子呢！何況一份真心的鼓勵。所以嚴浩眼中的水分子也在改變……）

嚴浩很感激這份鼓勵……一份真心的鼓勵……嚴浩眼中的水分子也在改變。

「……我是一個牙周病的病人，長期受它折磨，牙齒無力，常流牙血，五十歲人，已掉了好多隻牙，但我心有不甘，我想民間一定有醫治這方面的秘方……您的忠實讀者summer」

嚴浩想起自己治好牙肉流膿的經驗，於是這樣回答：「每飯後漱口刷牙，牙線清潔，用細鹽擦在患處，十五分鐘後吐掉。不要用水漱口沖掉鹽。兩個星期後再電郵我。」

牙周病的藥

結果不到兩個星期，回信來了：「哈哈……好高興告訴你，我的牙病真的有好轉。我真是非常幸運，首先是你教我用鹽。」

「同一時間我朋友教我用藥：麥冬、生地、熟地，各一人份量（每劑約十元港幣），用肉或骨煲約兩小時，藥店老闆還給了我一些參頭，叫我每次加入約二至三粒，據他說有清熱作用，還教我加一磚豆腐，豆腐在水滾後加入，就不會變爛。（嚴浩按：香港傳統的藥房都富有人情味，很感謝這位老闆，替顧客帶來溫暖。）」

「這種煲法只煲了一次，有加豆腐，沒有加豆腐的我煲了幾次……

因我本身有低血壓，不敢一下子吃得太寒涼。我每次將湯分開兩天飲，先看看是否適合自己身體，再加上用鹽擦在患處，第二天已消炎，第三天基本上全好了，消炎效果很好，還改善了睡眠。」

「現在我每天飯後用鹽水漱口、牙線清潔和用電動牙刷刷牙，之後再用細鹽擦在較嚴重的患處，十五分鐘之後吐掉。每隔幾天煲上述的湯水，注意飲食和休息，多管齊下！」

笑得牙也不痛了

讀者Summer介紹的湯藥有清內熱功效，有助紓緩牙周病，但不能直接治病，治牙周病的主角還是鹽，便宜得沒有人要的鹽。

Summer的牙周病得到控制以後，笑得牙也不痛了：「哈哈……牙肉不再紅腫，牙齒相對紮實了，可以吃到一些較軟的食物。當然有些肉類已吃不了，沒牙力了，魚還可以，但慢慢有所改善。或保持現狀，雖然還有流牙血，但不再惡化，我已非常感恩了。」

「有時忍不住口吃了少少上火的東西，牙齒馬上發炎，正如你書中常講，病是吃出來的，真要徹底戒口。我已買回兩冊《嚴浩特選秘方集》。還未給你第一封郵件之前，晚飯我已試吃薏米紅豆粥（《嚴浩特選秘方集第一集》），我連吃了幾天，再配上紅蕃薯、蘋果、奇異果各一個，居然減了好幾斤。因我無用磅磅體重，但肚腩消失了，每天大便成條狀，非常暢順，腰圍少了二吋，幾斤一定是有的。」

「但由於我要飲治牙病的湯水，所以這幾天無煲薏米紅豆粥。但我證明，減肚腩真的好見效，有時我還加了黑豆、元肉、紅棗，當湯飲。我準備試吃十穀米，我想這飯對我牙力不好的人是一種恩物。」

清朝大夫陳修園的「固齒神方」在網上熱炒，如果鹽無效可以試試。

固齒神方

Summer的來信中有一句，用鹽後牙周病「有所改善，雖然還流牙血，但不再惡化……」

牙血其實是膿血，牙床的發炎還沒有好，要繼續每天擦鹽，把鹽留在患處十五分鐘，讓鹽水滲入發炎的牙床，滲進去以後，患處會痛，這時候鹽已經在起殺菌的作用。他才用了鹽幾天，還須要起碼兩到三個星期。

平時多用鹽水漱口，牙周病菌不喜歡流動的環境。半年要洗一次牙石。牙石中有無數病菌，電動牙刷對減少牙石有用。

清朝大夫陳修園的「固齒神方」在網上熱炒，如果鹽無效可以試試。

青鹽（即岩鹽，海鹽也可以）五錢、石膏五錢、補骨脂四錢（製）、花椒（除去果殼裏的籽）一錢五分、白芷一錢五分、南薄荷一錢五分、旱蓮草二錢五分、防風二錢五分、細辛一錢五分。

以上藥方請藥房研成細末。每次飯後刷牙，鹽水漱口後，直接用手沾藥粉塗抹在患部，按摩牙肉，一分鐘後用清水漱淨，也可以將藥粉稀釋成漱口液。有用過的人說：「用以刷牙三個月後，已經搖動的牙齒又長牢固了，迄今已年逾八十有六，仍保持滿口真牙。」

脫頭髮有好幾種原因……飲食清淡、少食刺激性食物……
生薑治落髮：將生薑切成片，……經常變換頭髮分界線。

少年禿頭

讀者問，才二十出頭，已開始脫髮，是否因為天生男性荷爾蒙太多？

脫頭髮有好幾種原因，人太肥、頭皮太多油、用錯洗頭水、電頭髮太多、洗頭太多、遺傳性、有病、用了尼龍梳子或尼龍頭刷。

飲食清淡、少食刺激性食物、吃水果、青菜、吃十穀米、芝麻、核桃、運動，從根本上改進體質，可以緩解掉頭髮現象。

洗頭原來是個學問，每天洗頭使頭髮掉的更快，乾性頭髮皮脂分泌量少，七至十天洗一次；油性頭髮皮脂分泌多，三至五天洗一次；中性頭髮皮脂分泌量適中，五至七天洗一次。每日按摩頭部，《嚴浩特選秘方集》第二集中有按摩頭的方法。

柚子核(沙田柚的核)治落髮：如果頭髮黃、斑禿，可用柚子核廿五克，用開水浸泡廿四小時後，每天塗抹二至三次，以加快毛髮生長。

生薑治落髮：將生薑切成片，在斑禿的地方反覆擦拭，每天堅持二至三次，刺激毛髮生長。

經常變換頭髮分界線，避免分線部位因太陽經常照射而乾燥，導致頭髮稀疏。

一直隔天飲，直至一月第三個星期來經，那次有很輕微的不舒服，但比較以往那經痛程度，真的很小事，最開心的是我一顆止痛藥也不需要服。

桑寄生圓肉治經痛（上）

讀者心潔小姐來信：「有沒有一些治經痛的食療？」

我答：「冷榨亞麻籽油有用，試試每天兩湯匙，混在十穀米飯中，亞麻籽油不能加熱。」

心潔小姐：「我和妹妹及身邊不少朋友都飽受經痛折磨，本人更曾因經痛而在街上暈倒要叫救護車，實在痛苦萬分。曾經聽說服用桑寄生茶對這方面有幫助，故我自己在上一次月事完結後便隔天煲桑寄生圓肉茶當水飲用。還未知成效，稍後再告之。」

我答：「好的，請一定分享，謝謝。」

過了不久，這位有心的讀者又來信了。

心潔小姐：「又是我。由十二月尾完月經後開始一直隔天飲，直至一月第三個星期來經，那次有很輕微的不舒服，但比較以往那經痛程度，真的很小事。最開心的是我一顆止痛藥也不需要服。以往每次來經都要服用醫生開的特效止痛丸，『必理痛』的經痛配方我吃了好幾次，慢慢地也止不了痛。過往十年，我吃過不同牌子的止痛藥，藥力過了又痛。我是天生的子宮後屈。醫生說，來經劇痛是因為血塊流經時產生。」

「桑寄生清水沖洗，煲滾後轉中小火，煲五十分鐘，隔掉桑寄生。桂圓肉放入暖杯中，……焗五分鐘，當水飲。」

桑寄生圓肉治經痛（中）

心潔小姐繼續分享「桑寄生圓肉治經痛」的經驗。她曾因經痛而在街上暈倒，要叫救護車。

「但一月那次來經，我的血塊少了又小了，來的幾天也是很順暢的。我相信是桑寄生對我起了作用。現在我持續隔天飲。」

我請教心潔小姐：「可以為讀者們具體介紹一下吃法嗎？」

心潔小姐：「約兩個半至三個飯碗份量的桑寄生清水沖洗，放入煲內加十至十二碗水。煲滾後轉中小火，煲五十分鐘。隔掉桑寄生。桂圓肉放入暖杯中。將煮好的桑寄生茶倒入內，焗五分鐘，當水飲。」

我問：「煲五十分鐘後，剩下大約多少碗湯汁？」心潔小姐：「大約三至四碗。」

我問：「放多少個桂圓？」心潔小姐：「隨意，想甜點就放多些，也可隨意吃下圓肉。桑寄生的份量可以試多幾次。有時我會用多點。茶的味道先苦後甘，如不喜歡可以隔水蒸五至十分鐘後才煲，這是藥店老闆教的，但我沒有這樣做，因為我喜歡甘苦的味道。」

心潔小姐還特意買了一盒桑寄生，拍了照寄給我看，可惜照片無法和大家分享。誰知到下午她又來信，說遇到了騙人的黑心藥房，買了假貨。

桑寄生圓肉治經痛（下）

心潔小姐：「相片那盒（桑寄生），五百克，隔天飲用，可飲一個月。大部份上環藥材店都有賣，只是十二元，華潤堂賣廿二元。」

到了下午，她又來信：「今早那張相片，那盒是假貨。我是年初七那天買的。原本那家相熟的藥店未開門，我去了別一家買。我煲的時候，發覺味道有點『潮濕』的怪味，沒有桑寄生的香味。現在發給你的才是正貨。你可仔細看看包裝盒上的文字。」

可惜我沒有辦法與大家分享圖片。

心潔小姐真的有心，發現……馬上想到與大家分享……。相比之下，那些賣假藥、賣發黴藥的藥房真是黑心……有甚麼是比賣假藥、賣過期藥更卑鄙的？

我一再感謝心潔小姐，她真的有心，發現了「桑寄生圓肉治經痛」的好，馬上想到與大家分享，還不厭其煩的拍了照片寄過來。相比之下，那些賣假藥、賣發黴藥的藥房真是黑心。吃藥是為了治病救命。那些黑心店為了一點錢，讓客人的病沒有治好，還有可能加重了病，難道不怕被人指鼻子罵：男盜女娼，狗屎不如，生仔無屎忽！有甚麼是比賣假藥、賣過期藥更卑鄙的？

我發現市面有很多來路不明的草藥，特別是在新界、上環，所謂環頭環尾的地方，大都是發黴了、潮濕了後低價賣出去，大家要自己注意，也請政府加強監管。

藥食小錦囊

二劃

人蔘：亦名人葠、黃蔘、血蔘、神草、土精、地精、海腴。

味甘性微寒，歸手太陰肺經。是陽中之陽藥，能大補元氣。與茯苓、馬蘭同用，可增強藥效。忌小便、皂莢、黑豆，畏五靈脂、藜蘆。

若以升麻為藥引補上焦元氣、瀉肺火；若得茯苓相助，可補下焦元氣瀉腎火；與麥冬同用，可生脈；與乾薑配用，可補氣。只須藜蘆一錢即可廢去人蔘一兩的全部藥效。現時有不少缺德者先把人蔘浸泡取汁自飲後，再將之曬乾賣出，謂之「湯蔘」，這是完全失去藥用價值的物品。購買者宜慎察。

三劃

大黃：亦名黃良將軍、火蔘、膚如。

味苦性寒，因藥性主沉降，生用時藥效下走，若邪氣在上，非酒不能到達。故與其他藥品配搭時，欲入手足太陽經(小腸、膀胱)須以酒浸用，欲入手足陽明經(大腸、胃)須先行以酒洗淨，其餘經脈不須用酒。凡病在氣分以及胃寒血虛、妊娠產後，不要輕易使用，因為其性苦寒能傷元氣耗傷陰血。

主要功能：下瘀血、除寒熱、破腫塊、袪留飲宿食蕩滌腸胃、排腸道積滯、通利大便、調中消食。

山藥：是薯蕷科植物薯蕷的乾燥根莖。因以淮縣所產山藥品質最佳，故一般藥舖都將之稱為淮山。

味甘性平。能補脾莨胃、生津益肺、補腎澀精。用於脾虛食少、久瀉不止、肺虛喘咳、腎虛遺精、帶下、尿頻、虛熱消渴。一般用量為十五至三十克。

四劃

丹皮：是牡丹根皮的簡稱。味苦性微寒，入手厥陰心包絡經、足少陰腎經。忌與貝母、大黃、菟絲子、蒜、胡荽等物同用。能袪瘀血、安五臟，療惡寒發熱、中風抽搐、驚癇及癰瘡，治腰痛、邪熱五勞。可利關節、通血脈。善治血熱證，有活血、生血、涼血作用。牡丹紅花主通利，白花善補益。用時須注意區分。以山中單葉花紅的根皮入藥最好。市面上多以桔梗皮冒充丹皮，購買時宜小心光顧商譽好的藥舖。

天仙藤：味苦，溫，無毒。一年四季都不凋謝。生長江淮及浙東山中。春天長出苗蔓，隨後慢慢長成藤。其葉片像葛葉，圓形但較小，有白毛。根有鬚。夏天採取根苗入藥。南方人較合用。可行氣活血，主治風勞、心腹痛。

木鱉子：又名木蟹。入藥用的乃是同名藤蔓植物的果仁。味甘性溫；有小毒。主治折傷，消除結腫惡瘡，生長肌肉，止腰痛，消面部粉刺、面黑，治婦女乳痛，且門腫痛。

五劃

甘草：又名蜜甘、蜜草、美草、蕗草、國老、靈通。味甘性平，能通行全身手足十二經脈，為眾藥之主，能治七十二種礦物毒，可解一千二百種草木毒。生用則瀉火，炙用則補中。主治五臟六腑寒熱邪氣，能強筋骨、補氣生肌、解毒療腫。是各種藥方經常配用的百搭。

白芷：又名白茝、芳香、澤芬、苻蘺、虈、莞、麻藥。味辛性溫，為手陽明大腸經藥引。配升麻用，可通行手、足陽明經、手太陰肺經。與當歸相輔，惡旋覆花，抵銷雄黃、硫磺藥效。

主要功能：生肌、潤膚。並治帶下、經閉陰腫、惡寒發熱及流淚、口渴嘔吐、眩暈脇脹及目癢。有安胎、破血、生血及去除面部色素之功，亦可排膿止痛、療乳痈瘰、痔瘡且瘻、有瘍疥蘚。

白礬：味酸鹹性寒。功能燥濕追涎、化痰墜濁、解毒生津、陰風殺蟲。止血定痛，通大小便，蝕惡肉，生好肉，除痼熱在骨髓。主治黃疸、血痛、喉痹、齒痛風眼、鼻中瘜肉、崩帶脫肛、陰蝕陰挺、療腫癰疽、疥癬、虎犬蛇蟲咬傷。多服會損心肺，並能傷骨。畏麻黃，惡牡蠣。內服量只限於〇．六至一．五克之間。

白鮮皮：味苦性寒；無毒。主治頭痛、黃疸、咳漱、淋證、婦人陰腫、濕痹及關節屈伸不利。白鮮花的功用相同。歸手太陰肺經及手陽明大腸經，為治療各種黃疸、風痹之要藥。能通九窗、活血脈、通小腸。

石膏：甘辛而淡，大寒。歸足陽明胃經，兼手少陽三焦經。乃大寒之藥。功能能清熱降火、發汗解肌、緩脾益氣、生津止渴。主治傷寒鬱結、無汗、陽明頭痛、發熱惡寒、日晡潮熱、小便赤濁、大渴引飲、中暑自汗、舌焦、牙痛。由於極寒胃，胃弱血虛及病邪未入陽明者禁用。忌巴豆、鐵器。

石榴皮：別名石榴殼。是石榴科植物石榴的乾燥果皮。味酸微澀，性溫，入手陽明大腸經。功能驅蟲、固濇，有止瀉收斂作用。主治久瀉、久痢、便血、脱且、崩漏、帶下、厥腹痛等。與檳榔配伍效果更佳。炮製時忌接觸鐵器。

六劃

冰片：味辛、苦，性微寒。有開竅醒神、清熱消腫、止痛的功能。用於神志昏迷、溫熱病高熱神昏、中風痰厥、氣厥、中惡、瘡瘍腫痛、口瘡、咽喉腫痛、目赤腫痛、眼疾、牙齦腫痛等。現代用於冠心病、心絞痛。能強心，能增強心肌代謝，促進血液循環，有興奮中樞神經系統作用，抑菌，有局部鎮痛及防腐作用。陰虛陽亢、小兒慢驚、脾虛吐瀉、肝腎虛虧之目疾者忌服，孕婦慎服。

地骨皮：味苦性寒，是枸杞樹的根。採集時將枸杞根挖出洗淨捶打鬆軟後去心，以熟甘草湯浸泡一夜，然後焙乾後備用。入足少陰腎經及手少陽膀胱經，能抑制硫磺、丹砂的毒性。此藥善治下焦肝腎虛熱，亦兼治上焦熱盛吐血症狀。若煎湯漱口，能止齒齦出血、去骨槽風。服之可清熱除煩、益心志、壯心志、補五癆七傷、去除皮膚及骨節間的風邪、解熱毒、消瘡腫。

地梢瓜：全草及果實均入藥。是多年生直立或斜升蘿藦科草本植物，生於山坡草叢中或路旁，分佈於吉林、河北、山西、山東、寧夏各省。味甘性平。能益氣通乳。主要用於體虛乳汁不下。用量十五克至三十克。

地膚子：味苦性寒；無毒。是地膚（又名地麥、涎衣草、白地草、千心妓女）所結的子。主治膀胱熱，利小便補中益脾胃益精氣。久服使聽力增加、眼睛明亮，能減肥抗衰老。可以祛除皮膚中的熱氣使人皮膚潤澤。能散惡瘡、腫物、強陰精。

百部：又名婆婦草、野天門冬。由於它的根部有數十支根相連，有時甚至多至百餘，所以叫「百部」以根部入藥。味甘苦性微溫。能潤肺。治肺熱咳嗽，殺蚘蟯蠅蝨一切樹木蛀蟲。主要用於潤肺、止新久咳嗽、肺癆、百日咳、殺蟲。抗結核、鎮咳、抗菌、久嗽、蛔蟲、蟯蟲、滅虱。

七劃

忍冬藤：又名金銀藤、鴛鴦藤、鷺鷥藤、老翁鬚、左纏藤、金釵股、通靈草、蜜桶藤。最常用的名稱是忍冬，因其淩冬不凋謝，故名。

其汁能解硫磺毒、除汞毒，故有通靈草之稱。味甘性溫。主治寒熱身腫、腹部脹滿，及一切風濕氣病、各種腫毒、癰疽、疥癬、梅毒惡瘡、熱毒血痢、水痢。採摘、煮服時均忌用鐵器。

旱蓮草：味甘鹹。功能補腎止血、黑髮烏髭、止血涼血、滋補肝腎。體力衰弱、頭昏目眩、耳鳴、白髮、血痢、尿血、便血、鼻衄、皮膚過敏。

杜仲：又名思仲、思仙、木綿。俗稱檰。味辛性平，歸足厥陰肝經。與玄蔘、蛇蜕同用會降低其功效。杜仲樹皮中有像綿的銀絲，故稱木綿。初生嫩葉可以食用，稱為檰芽。雖然花、果均能入藥，但最常用的樹皮。故一般人都所說的杜仲其實是指杜仲皮。

主治腰膝痛，能補中益氣、強健筋骨、消除陰部濕癢、止小便淋瀝。

杞子：味甘性平。能強筋骨防衰老、祛風邪、除虛勞、補精氣。雖與地骨皮同源出自味苦性寒的枸杞樹，但不能如地骨皮般用作退熱，只宜用於補腎潤肺。

沒藥：又名末藥。是波斯松的樹脂。味苦性平。能破血止痛，治金創棍傷瘡瘍痔瘻、目赤疼痛、翳膜遮睛。可以消腫止痛清除瘀血。有墮胎作用。

藥材呈黑色。沒藥樹原產於波斯，自波斯輸入後，如今海南各地及廣州均有種植。其樹的根株均像橄欖，茂密的葉片呈青色。

有說沒藥與乳香實同屬一藥，均為波斯松的樹脂。

車前子：車錢子、車前草。味甘寒，微帶苦，性平，無毒。能利尿，鎮咳，祛痰，止瀉。清肺肝風熱，滲膀胱濕熱。利小便而不走氣與茯苓同功，強陰益精、涼血去熱，止吐衄，消瘕瘀，明目通淋。

淋病，尿血，癃閉，瀉痢，目赤腫痛。治濕痹五淋，暑濕下痢，目赤障翳，催生下胎。

防風：味辛甘性微溫。行足太陰脾經及足陽明胃經，為去風勝濕之要藥，功能搜肝瀉肺、散頭目滯氣經絡留濕。主治上部見血、上焦風邪、頭痛目眩、脊痛項強、周身盡痛。

功效：發汗解熱、鎮痛、利尿、祛風。外感風寒、頭痛目眩、脊痛項強、風寒濕痹、四肢攣急。

若血虛痙急，頭痛不因風寒，泄瀉不因寒濕，火升發嗽，陰虛盜汗，陽虛自汗者，並禁用。畏萆薢，乾薑，白斂，芫花，殺附子毒。

八劃

乳香：味苦辛，性溫。能補腎，通十二經。可去風伸筋，活血調氣，託裏護心，生肌止痛。主治治心腹諸痛，口噤耳聾，癰疽瘡腫，產難折傷，亦治癲狂。功能活血止痛舒筋、消腫生肌。治氣血凝滯、心腹疼痛、癰瘡腫毒、跌打損傷，痛經。性黏難研，水飛過，用灿坐熱水中研之，或用燈心同研則易細。

夜交藤：是何首烏的蔓藤。根部即何首烏。何首烏原名交藤、夜合、野苗、地精，何首烏是最後加上的藥名。於唐朝元和七年（公元八一二年）由李翱寫《何首烏傳》時所記傳說而成名。何首烏之祖父何能嗣發現此植物能烏鬚黑髮延壽至百餘歲，傳子何延秀至孫何首烏時，被人探知秘密，從此藥物得以流傳。

味苦澀，性微溫，能補益氣血、烏鬚黑髮、長筋骨、益精髓，使人長壽不衰。主治瘰癧、消癰腫、治頭風瘡、五痔。

花椒：味辛性溫，有小毒。能溫中止痛、殺蟲止癢。乃灌木植物，入藥部份為乾燥後的成熟果皮。能溫中止痛、燥濕殺蟲。主要用於脘腹冷痛、嘔吐洩瀉、蟲積腹痛、蛔蟲症；外用治濕疹瘙癢。內服藥量一至三克。

金銀花：又名甜藤，是忍冬所長的花。一蒂有一大一小兩花瓣，初開時為白色，經二三日則轉黃色，故名金銀花。

味性與忍冬同。

青黛：又名靛花、青蛤粉。味鹹性寒。和水研服能解各種藥毒、小兒多種熱邪、驚風、痛證發熱、流行頭痛寒熱。磨敷可治熱瘡惡腫、刀傷出血及蛇犬咬傷。

青風藤：本品乃防己科植物的青藤的乾燥藤莖。

味苦辛，性平。能祛風濕、通經、利小便。用於風濕痹痛、關節腫脹、麻痹瘙癢。服用量六至十二克。

九劃

紅棗：性平、味甘甜，能補中益氣、養脾胃、潤心肺，調和各藥材藥性。富含維他命，具抗菌效果。但食用過量容易引起肚子漲滿及蛀牙。

苦蔘：亦名水槐、苦藷、地槐、菟槐、驕槐、白莖芩、莖祿白、虎麻、苦骨、野槐。名字中有苦字乃以味命名，有「蔘」字乃以功能命名，有「槐」字乃以葉形命名。

味苦，性寒，無毒。為足少陰腎經用藥。主治胸腹氣滯、証敿積聚、黃疸淋證，並能逐水補中、消痈明目止淚。能補肝膽、調五臟、降胃氣利九竅、開胃輕身、清利濕熱、醒酒止渴，治療惡瘡及陰部搔癢。

十劃

核桃：又名核桃仁、胡桃仁。味甘、氣熱、皮澀、肉潤。歸手太陰肺經及足少陰腎經。功用入腎固精、溫肺潤腸、佐補骨魯、大補下焦。主治腎虛腰腳軟弱、陽痿、遺精、便結、喘咳。

但因動風痰助腎火，故此肺有痰火、命門火熾者，不宜食用。

桑白皮：味甘而微辛，性寒；無毒。根據《名醫別錄》及陶弘景的說法，桑白皮雖隨時可採，但暴露在地面上的有毒。李時珍《本草綱目》中更指出：根見於地上者名馬領，有毒；根向旁延伸出地者名伏蛇，也有毒。但能用以治療心胸部疼痛。

歸手太陰肺經。主治虛勞內傷、婦女崩漏脈細弱等病症。有補虛益氣的作用。由於桑白皮利小便，故可治療肺中有水氣及肺火有餘的咳嗽。

桑白皮中的白汁是藥物中最有效的成分，採摘時不宜用鐵器或鉛器刮皮。小兒口腔潰爛，亦可用桑白皮中之白汁塗搽治療。對蛇、蜈蚣等傷口亦有治療功效。桑枝在上燒烤瀝出的白汁，亦可以治療麻瘋、瘡疥，並有生眉長髮的作用。

海馬：整隻海馬乾燥體均入藥。共有五種：線紋海馬、刺海馬、大海馬、三斑海馬及小海馬。均性味相同。

味甘性溫，能溫腎壯陽、散結消腫。主要用於陽痿、遺尿腎虛作喘、癥瘕積聚、跌扑損傷、婦科產難及血氣痛。一般服用量為三至九克。外用適量可治癰腫疔瘡。

海桐皮：是海桐樹的樹皮。海桐又名刺桐。樹幹類似桐樹，皮呈黃白色，長有刺，所以稱刺桐。

海桐皮又稱海桐木皮，味苦性平。主治霍亂、痢疾、疥癬、牙痛。煎水洗眼可去除目赤。亦能沰腰腳不利、血脈痹塞、腿膝疼痛。可袪風殺蟲。亦有古方(《聖濟總錄》)取海桐皮煎水內服以醫治霍亂的。

烏梢蛇：又名烏蛇、黑花蛇。生長在商洛山，背部有三條棱，顏色漆黑。基上性情和善不咬東西。但江東有種黑梢蛇會纏繞別的動物直至纏死為止。這種蛇以素食為主，不吃有生命的動物，亦不害人，多棲息於蘆葦叢中吸及花氣生長。體重七錢至一兩為上品，十兩至二十兩為中品，越粗大的烏梢蛇藥力越差。製作烏蛇入藥時，有些無良者會將別的蛇熏黑冒充。烏梢蛇即使枯死，眼睛仍然炯然有神不會凹陷，這是辨別真偽的重要線索。

味甘性平。主治各種風證頑痹、肢體麻木不仁、風癢癮疹、癬。曾有烏蛇酒治好麻瘋的醫案紀錄。

除蛇肉外，蛇身其他部份亦可入藥。烏蛇膽治麻瘋、惡瘡、舌頭麻木。烏蛇皮主治唇緊唇瘡、眼生翳膜。烏蛇卵主治麻瘋、癩瘡。

芡實：又名雞頭、雁喙、雁頭、鴻頭、雞雍、卯菱、蔿子、水流黃。是睡蓮科物芡的乾燥成熟種子仁。主要產於江蘇、山東、安徽、湖南、湖北等地。味甘、澀，性平。能益腎固精、補脾止瀉、祛濕止滯。主治痹、腰脊膝痛。

茵陳：又名茵陳蒿。分山茵陳及石茵陳兩類。產於和州及南山嶺上的名石茵陳。階州、汴京及北方用的稱為山茵陳。茵陳以太山出產的品質最好。

味苦性平微寒。主治熱結黃疸，能祛風濕寒熱邪氣。入足太陽膀胱經。

荊芥：味辛、性溫，入足厥陰肝經。其性升浮，能發汗，散風濕，清頭目，利咽喉。其氣溫散，能助脾消食，入脾利血脈。清熱散瘀，破結解毒，為風病瘡家聖藥。主治傷寒頭痛、中風口噤、身強項直、口面喎斜、目中黑花、吐衄腸風、崩中血痢、產風血運、瘰癧瘡腫。能幫助發汗、解熱、減輕頭痛，並可疏散血中的熱。忌與河蟹魚河豚驢肉同服。

十一劃

側柏葉：味苦澀，性微寒。功能養陰滋肺，而燥土，最清血分，為補陰要藥。止吐，腸風尿(血)痢(血)，一切血症。去冷風濕痹，歷節風痛，塗湯火傷，生肌殺蟲。炙罨凍瘡，葉汁能令髭髮烏黑。喜與桂牡為朋，惡菊花，宜入酒。因為生長於山嶺之時，萬木皆向陽，唯獨側柏西指，醫家謂其受金之正氣，堅勁不凋，乃多壽之木，故勸喻世人元旦飲椒柏酒以辟邪。

淮山：原名山藥，因產於淮縣的山藥品質最好，故藥鋪都不管山藥是否產自淮縣都一律將之稱為「淮山」。味甘、性溫。功能補氣、健胃、益腎、補益脾肺。可清虛熱，適合老年人的滋補。有止渴、止瀉、健脾胃的功能。

細辛：味辛、性溫。歸手少陰心經、足少陰腎經。能通精氣、利九竅、散結溫經、破痰下乳、行血發汗。主治諸風痹痛、咳嗽上氣、頭痛脊強、口瘡喉痹、膽虛驚、風眼淚下。能散風、祛寒、化痰，可以改善頭痛、腹痛。惡黃耆、山茱萸，畏硝石滑石，反藜蘆。

蛇床子：味辛甘，有小毒。惡與牡丹、貝母、巴豆同用。歸足少陰腎經及手少陽三焦經。主治婦女陰腫及男子陽痿濕癢。又利關節、除痹痛。服用本品時須剝去皮殼，取仁微炒以減辣去毒。若煎湯外用用洗浴則可用全品。

連翹：味苦，性微寒。有消炎消腫排膿、利尿、殺蟲止痛的功用，且能發散風熱，清熱解毒。

鉤藤：亦名吊藤，因其刺彎曲如鉤，故名。味甘，性微寒。無毒。歸手厥陰心經及足厥陰肝經。古方多用皮，後世多用鉤刺。葉細長，莖間有刺如鉤。用以施治小兒疾病時多以獨步單方行之。主治小兒驚啼、先天不足致抽搐熱壅。可平熄肝風除心熱。

麥門冬：味甘微苦，性寒。功能潤燥生津、化痰止咳、利尿、強心、強壯。燥熱咳嗽、清肺、肺痿吐血、肺癰吐膿、便秘。。主治治嘔吐，痿蹶，客熱虛勞，脈絕短氣。肺痿吐膿，血熱妄行，經枯乳閉，明目悅顏。

十二劃

雄黃：亦名黃金石、石黃、熏黃。產於山的向陽面，故稱雄黃。味苦平、性寒；有毒。入足厥陰肝經。若要服用武都雄黃，必須用油煎九日九夜才可入藥。另有一法，用米醋加入蘿蔔汁煮乾。主治惡寒發熱及鼠瘻惡瘡、疽、痔腐內不去。除各種邪氣、蟲毒。能續筋骨，療全身關節疼痛，消積聚癖氣。治療疥癬祛除風邪，驅山嵐瘴氣，化腹中瘀血，驅殺癆蟲疳蟲等寄生蟲。若被蛇咬毒，以少許雄黃敷傷口，可有良效。若將雄黃焚燒，蛇蟲退避。是治瘡解毒的要藥。

本書功能依個人體質、病史、年齡、用量、季節、性別而有所不同，若您有不適，仍應遵照專業醫師個別之建議與診斷為宜。

嚴浩特選秘方集 3

編著
嚴浩

策劃
阿柿

編輯
林尚武

封面設計
朱靜

版面設計
阮珮賢

出版
萬里機構・得利書局
香港鰂魚涌英皇道1065號東達中心1305室
電話：2564 7511　　傳真：2565 5539
網址：http://www.wanlibk.com

發行
香港聯合書刊物流有限公司
香港新界大埔汀麗路36號中華商務印刷大廈3字樓
電話：2150 2100　　傳真：2407 3062
電郵：info@suplogistics.com.hk

承印
美雅印刷製本有限公司

出版日期
二〇一三年五月第五次印刷

ISBN 978-962-14-4889-7